精神疾患をもつ人への支援で、
壁にぶち当たったら
読む本

**巻きかえしの技
教えます**

小瀬古伸幸＝著
進あすか＝執筆協力者代表

医学書院

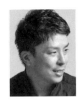

●著者
小瀬古伸幸（こせこ・のぶゆき）

1977年生まれ。訪問看護ステーションみのり・取締役副社長／精神科認定看護師／WRAPファシリテーター／Family Work Practitioner
著書に『精神疾患をもつ人を、病院でない所で支援するときにまず読む本——"横綱級"困難ケースにしないための技と型』（医学書院、2019年）、『相談援助職必携 精神疾患のある人を支援困難にしないための基本スキルと対話のコツがわかる本』（中央法規出版、2024年）、『人生をゆるめたら自分のことが好きになった』（KADOKAWA、2023年）。編著に『しくじりから学ぶ精神科訪問看護計画書』（ソシム、2024年）がある。

●執筆協力者代表
進あすか（すすむ・あすか）

1977年生まれ。訪問看護ステーションみのり・代表取締役社長／看護師／WRAPファシリテーター／Family Work Practitioner
2021年4月、サービスを受ける機会とそのレベルの地域格差をなくすために、研修・コンサルタント事業「AIMS（エイムス）」を立ち上げる。編著に『しくじりから学ぶ精神科訪問看護計画書』（ソシム、2024年）。
YouTube「TOKINOチャンネル」にてメンタルヘルス支援に役立つ情報を発信中。

精神疾患をもつ人への支援で、壁にぶち当たったら読む本
——巻きかえしの技教えます

発　　行　2025年4月1日　第1版第1刷©

著　者　小瀬古伸幸

発行者　株式会社　医学書院
　　　　代表取締役　金原　俊
　　　　〒113-8719　東京都文京区本郷1-28-23
　　　　電話　03-3817-5600（社内案内）

印刷・製本　アイワード

本書の複製権・翻訳権・上映権・譲渡権・貸与権・公衆送信権（送信可能化権を含む）は株式会社医学書院が保有します。

ISBN978-4-260-06218-3

本書を無断で複製する行為（複写，スキャン，デジタルデータ化など）は，「私的使用のための複製」など著作権法上の限られた例外を除き禁じられています．大学，病院，診療所，企業などにおいて，業務上使用する目的（診療，研究活動を含む）で上記の行為を行うことは，その使用範囲が内部的であっても，私的使用には該当せず，違法です．また私的使用に該当する場合であっても，代行業者等の第三者に依頼して上記の行為を行うことは違法となります．

JCOPY〈出版者著作権管理機構　委託出版物〉
本書の無断複製は著作権法上での例外を除き禁じられています．複製される場合は，そのつど事前に，出版者著作権管理機構（電話 03-5244-5088，FAX 03-5244-5089，info@jcopy.or.jp）の許諾を得てください．

はじめに

壁にぶつかっているのは、あなただけではない！

小瀬古伸幸

この本ではトライ＆エラーの多かった私をさらします

精神科訪問看護は、精神疾患をもつ人を、その人の自宅で支援する仕事です。

精神科訪問看護を職業にしている人で、新人時代からベテランになるまで、利用者や家族との間で一度たりとも「失敗」や「困難」と感じる経験をしたことのない人なんているでしょうか。稀にはいるかもしれませんが、ほとんどの人は一度や二度どころではなく、何度も痛い経験を積んできていると思います。かく言う私もその一人です。

私は2019年に最初の書籍『精神疾患をもつ人を、病院でない所で支援する時にまず読む本 ── "横綱級"困難ケースにしないための技と型』（通称：横綱本）を出しました。この本は、私が管理者になり、困難と言われるケースにある程度「パターン」が見えるようになった頃に、私がどのようにケアを組み立て何を考えて訪問しているのかを解説した本でした。

そこには、私がそうなるまでの、イタく苦しい体験はほとんど書きませんでした。そんなものは読者にとって学びにならないし、自分の恥をさらすだけだと思っていたからです。

すると、この本を出したとたんにちょっとだけ困ったことが起きました。私がまるで「最初から当たり前にできた」かのような誤解を与えてしまったのです。私が講演会で、こぼれ話として自分がつまずいた体験（「壁」体験）を語ったとき、ある参加者からこう言われました。「小瀬古さんでもうまくいかなかったケースがあったんですね。勇気づけられました」。

当然ですが、私も、最初から横綱級ケースと向き合えたわけではありません。特に新人時代は多くのトライ＆エラーがありました。同僚に比べてもエラーは多いほうだったのではないかと思います。こうやって進めようと計画を頭に描き、利用者に話す際の根拠となるエビデンスを頭に叩き込んでから向かっても失敗しました。スッキリ解決しなかったり、中途半端に終了したり、なぜあのときあんな対応をし

てしまったのかと後悔したり、何が悪かったのかを明確にできず、モヤモヤした思いが残ってしまったケースもありました。

　そしてそこに葛藤が残っているからこそ、ずっと「どうしたらよかったのか」を考え続けてきました。だからこそ今の私がある、とも言えます。

なぜなら体験の共有が他人の役に立つと思うから
　今回、この葛藤が残る新人時代の「壁」体験をまとめて本にすることにしました。
　今ならこうするのに、と思う事例も多くありますが、私がつまずいてきたことは、おそらく多くの新人さんにとってもつまずきやすいポイントではないかと思いますし、「本を出すような人間でさえ、新人時代はこんなに派手につまずいてたし、ベテランになっても苦戦することがあるんだ」と思えば、皆さんもつまずいたときに落ち込みが浅くて済むかもしれません（うまくいかないときって、自分だけがそうなんだと錯覚しますからね）。また、事例を読んで「自分が同じ立場だったらどうするだろう」とシミュレーションすることもできると思います。

　しかし、単に新人時代の私の「壁」体験を紹介するだけでは、読んだ皆さんにとっては答えがなくて気持ち悪いだけになってしまいますので、現時点の私が事例を振り返って思うこと、どうしたらよかったかという考察も、「こんな手もある」という形で事例の後ろに付けることにしました。

　そして、とてもありがたいことに、私の企画の趣旨に賛同してくれた同僚や仲間が、同じように後悔の残る自分の「壁」体験を提供してくれることになりました（みんな、協力してくれてありがとう！）。
　うまくいかなかった事例を書くというのは、ある程度自分の恥をさらすことでもあるので、その覚悟で書いてくれた同僚や仲間には深く感謝しています。それだけみんな、精神科訪問看護にはつまずきがつきものだとわかっているし、だから自分の事例を挙げることで他の訪問看護師に参考にしてもらいたいと思ってくれたのだと思います。さらに、今でも「どうしたらよかったんだろう」と悩んでいる事例に対してなんらかの答えがほしいと真摯に思っているからだと思います。それが向上心ですよね。

同僚や仲間が提供してくれた事例に対する考察・提案は、私のスーパーバイザー兼みのりの知恵袋である進あすかさんにお願いしました。

　というわけで、今回のこの本は6人の仲間の協力を得て完成できた本なのです。おかげで「壁」体験の種類もさまざまになりましたし、特に新人さんが陥りがちな事例がほんとうによく網羅されていて、精神科訪問看護の必読書と言える本になれたと思います。

　なお、本書の担当は、『横綱本』でも担当してくれた石川誠子さんです。石川さん、今回もありがとう！

「壁」体験は、自分の価値観を見つめ直す機会です

　私は、「壁」体験とは、看護師としての自分の価値観（「なぜ自分はこう思い、こうしたんだろう」）を見つめ直す機会をくれるものだと思っています。再現性を持って看護をするためには、自分が「あれっ？」と思った違和感に対して、何が起こっていたのかをきちんと言語化し、意味付けする必要があります。どうしたらよいのかを考えて、向き合い続ける必要がある。それにより、次に同じような利用者、家族、状況に出会った時に、この経験を活用できるからです。だから「壁」体験を振り返ることには意味があります。

　なお、本書の「壁」体験は（あくまで主観に基づくものではありますが）初級者編〜上級者編の順になるよう並べました。

　事例のあとの考察・提案は、読者の皆さんにとって腑に落ちる部分もあれば、違う視点が見えることもあると思います。その違和感も含めてメモを書き入れながら読んでみるのもよいと思いますし、さらには職場の皆さんで同じ事例を読んで、意見を出し合ってみるのもよいのではないでしょうか。

　さあ、この切磋琢磨の旅に、みんなで一緒に出かけましょう。

注）事例においては個人が特定されないよう、性別、年齢を変更したり、他の事例と組み合わせるなど、さまざまに改変を加えました。

精神疾患をもつ人への支援で、壁にぶち当たったら読む本
巻きかえしの技教えます

目次

はじめに（小瀬古伸幸）......004

一章　医療的な必要性が感じられないことを要求する

壁1　ハグを求めてくる人......012
〈パニック症、50代女性〉
こんな手もある......015

壁2　対話を拒否。命令口調で代理行為を強いてくる人......022
〈アルコール依存症、うつ病、40代男性〉
こんな手もある......027

壁3　「面白い話」を要求。
スタッフ1人をこき下ろし、1人を褒める人......032
〈双極症Ⅱ型、40代男性〉
こんな手もある......036

二章　「やりたいこと・望み」が出てこない

壁4　すべてを指示してもらいたがるので、
「それはあなたが決めること」と伝え続けた結果、
入院になった人......042
〈統合失調症、30代男性〉
こんな手もある......045

壁5　「リストカット」「オーバードーズ」以外に
気持ちを紛らわす方法が見つからず、
救急搬送になった人......050
〈ボーダーラインパーソナリティ症、20代女性〉
こんな手もある......053

三章 激しい感情を露わに突然攻撃してくる

壁6 人を試し、失望すると激昂し、支援者を拒否する人 ───── 060
〈双極症、60代前半男性〉
こんな手もある ───── 063

壁7 発言を悪意に受け取り、支援者を非難。
聞く耳を持たない人 ───── 068
〈統合失調症、覚せい剤使用、40代後半男性〉
こんな手もある ───── 072

四章 家族からの要求と期待が大きく、一筋縄ではいかない

壁8 家族は支援者を頼り、長時間の面接を要求。
利用者と支援者はなぜかうまくかみ合わない ───── 080
〈利用者：双極症（混合状態）の20代前半男性、父親：60代後半〉
こんな手もある ───── 088

壁9 家族の望みを明確にせず開始。
1週間で終了を申し出てこられた ───── 092
〈利用者：パニック症の70代女性、長男：うつ病の40代〉
こんな手もある ───── 097

五章 アルコール依存症で、身体状態が悪化している

壁10 「節酒」を選択したが、
自覚以上に身体状態が悪かった人 ───── 104
〈アルコール依存症、40代女性〉
こんな手もある ───── 111

壁11 断酒する気は一切なし。
救急車を呼ぶも、乗車を拒否した人 ───── 114
〈アルコール依存症、COPD、60代男性〉
こんな手もある ───── 117

六章 自閉スペクトラム症と本人の特性から、支援が定着しない

壁12 支援を求めるが、猜疑心が高まると混乱し、
支援を切ってしまう人 ·········· 124
〈自閉スペクトラム症、40代女性〉
こんな手もある ·········· 132

七章 激しさ、不安定さで支援者を翻弄するボーダーラインパーソナリティ症をもつ人たち

壁13 働くための支援が始まったら、
見捨てられ不安が大きくなった人 ·········· 140
〈ボーダーラインパーソナリティ症、20代後半女性〉
こんな手もある ·········· 148

壁14 特定のスタッフを激しくこき下ろし、
休職に追い込んでしまった人 ·········· 152
〈ボーダーラインパーソナリティ症、軽度知的発達症、40代後半女性〉
こんな手もある ·········· 158

壁15 頻回の電話、引き留め、
中傷でスタッフを追い詰めてしまった人 ·········· 164
〈ボーダーラインパーソナリティ症、40代女性〉
こんな手もある ·········· 167

経験の伝承（進あすか）
相手の話したい内容を、相手のペースに合わせて話そう ·········· 039
先輩の言葉を「自分だったらどう言うか」と考えてみる ·········· 057
会話の「終結」までシミュレーションしてから向かおう ·········· 078
「現状維持」で良いのか？ 良くないのか？ ·········· 101
精神科訪問看護には2つの段階（時期）があります ·········· 121
利用者さんの「やりたいこと」の見つけ方 ·········· 137

あとがきに代えて（進あすか） ·········· 176

執筆者・執筆協力者一覧 ·········· 180

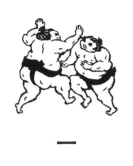

一章

医療的な必要性が感じられないことを要求する

この章の事例には共通している点がいくつかあります。
1つは、利用者さんが支援者に対して出している要望が
「医療的な必要性が感じられないものである」こと。
2つめに、事例提供者は「それをするのが好ましくない」と思っていること。
3つめに、チームはすでに要望を受け入れてしまっているため、
事例提供者とチームとの関係性が、ちょっとおかしくなってしまっていることです。
あなたならこの状況をどう考え、対応していきますか。考えながら読んでみてください。

壁1

ハグを求めてくる人

〈パニック症、50代女性／最終的には、筆者の訪問だけ拒否〉　　　　　　　事例提供：坂本岳之

1.「ハグしてください」「みんなしてくれてます」

　　僕が、病院が母体の精神科専門の訪問看護ステーションに時短勤務で働き始めた頃のことです。

　　初めてAさんの訪問に行って帰るときに、「ハグしてください」と言われました。さらに、Aさんは「みんなしてくれてるんです」と付け加えました。

　　その瞬間、僕は混乱しました。確かに病院での経験から、患者が安心感を求めるために身体的接触（握手など）を希望することはありましたが、ハグという行為は初めてでした。事前の情報によると、Aさんは依存傾向があり、複数の異性と同時に交際しているとのことだったので、このような身体的接触は長期的に見ても良くないと僕は感じました。

提案その一▶

下線を引いた部分については、「こんな手もある」にて考察・提案を記しています

2.「求められるからハグしている」とスタッフは言う

　　しかし混乱したのは、Aさんの「みんなしてくれてる」という言葉でした。同行訪問だったので、隣には長年精神科を経験してきたベテラン看護師の所長（男性）がいます。そんな所長がその場にいるにもかかわらず、なぜ簡単にバレる嘘をつくのかと疑問に思うと同時に、もしかして本当にみんなしてるのか？ とも思いました。自分の中で答えが出ないまま「ハグはちょっとできません」とだけ言って、僕は断りました。

　　Aさんは少しがっかりした顔をして、同行していた所長にハグを求めました。すると驚いたことに、所長はハグをしたのです。

　　事業所に戻ってから、僕は所長やスタッフ（男性）にハグをしている理由を確認しました。すると「求められるからしている」という返答でした。「Aさんは現状維

提案その二▶

一章　医療的な必要性が感じられないことを要求する

持を求めているんですよ」と言うスタッフもいました。

提案その三　僕はそのあともＡさんの訪問を続けましたが、ハグを求められるたびに「別の対処法を一緒に考えましょう」と伝え、断っていました。

その結果、Ａさんは徐々に僕の訪問を望まなくなり、他のスタッフが担当するようになりました。

しばらくして僕は、家庭の都合で退職することになってしまい、そのあとの経過はわかりません。

3. 僕の価値観の押し付けだったのだろうか？

この経験は、どうしたらよかったのかわからないという意味で、今でも心に引っかかっています。

利用者さん本人は、自分で現状維持を選択して、その生き方を決めています。そして現状を維持するために、心の安定のためにハグを希望しています。たとえそれが依存から来る求めだったとしても、現状を維持するために誰かを頼るというのは必要なことです。そう考えると、その生き方を、僕は「現状維持ではいけない」「その生き方で本当にいいのか？」と否定しようとしていたことになるのでしょうか。僕は自分の価値観を押し付けていたのでしょうか。

しかし僕がハグを断った理由をさらに見つめてみると、プライベートゾーンをいきなり踏み越えることへの抵抗感があったということが言えます。僕は端的に言って、嫌だ、と感じていました。

普段日本で生活していればハグをする習慣はなく、それをすることは性的な意味合いや、相当な関係性の親密さを表します。治療的関係であるべき患者さんとのあいだでそうした境界線を簡単に踏み越えることはよいことなのでしょうか。

今回は女性の利用者さんが男性スタッフにハグを求めていますが、男性の利用者さんが女性スタッフにハグを求めたらどうするか。おそらく女性スタッフは断ると思います。だったら男性スタッフだからと言って、気持ちを封印して自分の身体を差し出すのか、ということです。そこに抵抗感がありました。

提案その四　しかし、他のスタッフはハグをしているので、そうした僕の感情や考えはスタッフにも利用者さんにも言わず、ただ求められたら毎回「断る」という対応をしていました。

4. 事務所に問題提起すべきだったのだろうか

　　事務所の方針としては、利用者の病状を悪化させず、現状維持することが最優先で、ハグも現状維持の一環と捉えているようでした。それによって訪問が継続でき、事業も安定するという考えです。

　　僕1人だけ「それでいいのか」と思っていても、看護は1人ではできませんし、経営あってこそでもあるので、事務所全体の方針は重要です。最終的に、他のスタッフや事務所は、利用者の要望を叶え、事業を継続するために現状維持、そしてハグすることを選んでいたのです。僕は、その関わり方でいいのか、そう思わずにはいられなかった。けど、何もできなかった。

提案その五　　もしかして、時短勤務で入職1年目の身とはいえ、事務所にカンファレンスを要求し、こうした違和感について問題提起すべきだったでしょうか。

　　そうしたらスタッフや所長が、何か違う考えのもとにそれをしている理由が聞けたのでしょうか。

　　心にずっと何かがわだかまっている、そんな体験です。

壁1 こんな手もある

進あすか

提案その一

状況 利用者に関する好ましくない前情報を得て警戒した。

前情報でネガティブな点は、「どういうこと?」と考えて、その人を知るために活用していこう

まず率直な感想として、事前情報を最初からネガティブに受け取ってしまっているなあと思いました。例えば「Aさんは依存傾向があり」「複数の異性と同時に交際している」と書いていますが、この書き方がすでに「これじゃあダメだよね」というレッテルを貼っているように感じるのです。

私なら「複数の異性と同時に交際している」と聞いたら、「50代なのに複数の異性って、いったいどこで、どうやって出会うんだろう」と思うんですよ。良い・悪いじゃなくて。また、「異性とは身体的接触があると愛情を感じやすいのだけれど、友人関係を築くのは苦手なのかな」「だとすると言語的コミュニケーションが苦手なのかな」。こんな仮説を立てて、答えを知りたいな、と思うんです。なぜならこれらを知ることで、Aさんのものの考え方や行動がもっと理解できるからです。

だから、**一見ネガティブと思われるような情報が来た時にも、そのままにせず、「どういうこと?」と考えて情報として活用していったほうがよい**と思いました。ネガティブなままにしておくと、のちの自分の考え・行動にも響いていくことになるからです。

提案その二

状況 チームと話し合いたいが、チームを非難してしまいそうで言葉が見つからない。

精神科訪問看護の会話のスキルを使おう

坂本さんは事業所に戻ってから、ハグをする理由を所長やスタッフに聞きました。すると「求められるから」という答えでした。さらに「Aさんは現状維持を求めているんですよ」とも。

そのように言われた坂本さんは、納得はしていないけれども「今これで安定してるから、これを続けていけばいいでしょ」というニュアンスを感じ取ってそのまま引き下がってしまったんですね。

　しかし本当は坂本さんの中では「ハグはＡさんが自分を維持するための対処なんだ」という認識があったはずだと思います（なぜならそのあと、坂本さんが「ハグではなくて別の対処方法を一緒に考えましょう」と言っているからです）。

　でもチームがそのように認識していたかどうかはわからない。「チームと認識のすり合わせ・話し合いができなかった」のがこの場面での課題だと思います。

　同じように新人さんも、利用者さんとだけでなく、スタッフと「どのようにコミュニケーションを深めていくか」というところで止まってしまうことがよくあります。

　こういう場合は、精神科訪問看護の会話のスキルである、**相手の言葉をオウム返しで言い、相手を認めたあとで、プラスアルファの新しい言葉を足す**というスキルがおススメです。例えばこんなふうに。**「なるほど、現状維持を求めてるんですね。っていうことは、ハグというのは、Ａさんにとってすごい効果的な対処、工夫なんですね」。**

　そう聞けば、チームから「そうだ」あるいは「そうじゃない」といった情報が返ってきますから、そうしたら、例えば「そもそもどうしてＡさんは、ハグっていう工夫につながったのか、知っていますか」と聞けますよね。

提案その三 ～～～～～～～～～～～～～～～～～～～～～

> 状況 ハグを求められるたび、「別の対処法を一緒に考えましょう」と言って断っていた。

新しい提案は、「それはあなたの対処なんですね」と相手を認めてから始めよう

　坂本さんは、ハグを求められるたびに「別の対処法を一緒に考えましょう」と言って断っていたと書いています。「別の対処法を考えましょう」は、看護師がよく使う言葉だと思います。ただ、「ハグはあなたの対処だと私は思っていますよ。どうですか？」という会話を入れずにそれを言ったら、「それ、おかしいからさ、それ以外の対処をちゃんと考えないといけないよ」という意味になり、ご本人には受

け入れられないと思うのです。

　そして、そもそもＡさんに「なぜハグなんですか?」と一切聞いていないのですよね。私はここにも先行した悪いイメージ(「依存傾向」「複数の異性と」)が影響していると思います。「ネガティブな情報だ」と思っているから、これについて聞いたら相手の答えを否定することになるかもと思い、怖くて取り扱えないのですよね。

　もしＡさんに「なぜハグなんですか?」と率直に聞いていたら、なんて答えたでしょうね。「安心するのよ」のように言うかもしれませんし、もっと性的な答えが返ってくるかもしれません。どういう答えでもよいですから、いったん**「それはＡさんにとっての対処・工夫なんだね」と認める会話を入れる**ようにします。例えばこんなふうに。

　「ハグっていうのはＡさんにとって、安心を感じるための対処であったり、信頼関係を構築するなかの１つの工夫だと私は思ったんですけれど、どうですか」と。そう聞いたら、「そうよ～。自分が安心するだけじゃなくて、人間関係築くためにこれがあったほうがいいと思ってるのよ」と返してくるかもしれない。

　それを聞いたら、もう少し踏み込んだ質問ができます。「なるほど、そう思っているんですね。僕は今まで、看護師として握手とか、ハイタッチとかはしてきたんだけど、ハグっていうのはなくて。僕みたいにプライベートゾーンを乗り越えられない人もいると思うんだけど、ハグを断られたことはないんですか?」と。

　そう聞いたら、「ハグを断られたことあるよ」とたぶん言うと思うんですよ。そしたら、「その時どうしてたんですか?」と聞く。

　「その人とは握手で終わってた」と言ったら、「じゃあ、僕とも握手でお願いします」ってなるし、Ａさんが「そういう人とは縁を切ってた」と言ったら、「えっ!? ハグができないから縁が切れるっていうのはもったいないと思う。今回せっかくこうやってＡさんと出会ったのだから、僕はこの縁を続けていきたいです」と私なら言います。

　もしＡさんが「でも言葉だけでは不安なのよ」と言ったら、言葉の解釈とか、コミュニケーションが苦手な側面が見えてくるかもしれない。

　いずれにしてもこのように、看護師側の思いを率直に伝える会話をすることが、ハグする、しないはともかく「僕はＡさんに向き合い続けますよ」ということを伝えるやりとりになると思います。

提案の前に人間関係が必要。それには 「YES」を引き出す質問が必要

　坂本さんはまだAさんと出会ったばかりですから、最初から「別の対処法を考えていきましょう」という専門家としてのスキルを入れていくのではなくて、まずはAさんのことを知り、Aさんが「そうなのよ、私のことをよくわかってくれてありがとう」と思うようなやりとりを重ねていく必要があるのです。

　つまり、初めの時期に必要なのは、提案じゃなくて、人間関係、信頼関係を築いていくことなのです。

　では人間関係、信頼関係はどうすれば築けるか。多くの新人スタッフは、ここで「Aなんですか」「Bなんですか」と質問ばかりするんですが、質問や表面的な会話だけを続けていても信頼関係はなかなか築けません。

　さきほどハグについて、「それはAさんにとっての対処・工夫なんだね」と認める会話を入れると書きましたが、そのように、相手の行動を捉えて、**「僕はあなたのこの状況は、こういうことだと思ったんだけど、どう？　合ってます？」**と聞くのです。相手が「そうなんです、そうなんです」と言いたくなるような捉え方を提示する。YESと答える経験をすると、利用者さんは「この訪問看護師さんは、私のことわかってくれている」と感じ、さらにしゃべりたくなって、信頼を感じ始めるのです。

相手が繰り返しやっていることの意味付け をポジティブにして返そう

　Aさんは50代。それなのに出会いがバンバンあるってすごいと思うんですよ。だから、「複数の異性と」というのをネガティブに捉えるのではなくて、良い・悪いは全部放っておいて、「私なんか全然出会いとかないのに、そうやって付き合えるってメッチャすごいですよねぇ」っていうような、くだけた感じで話してもいい。その人が興味関心を持っているところを深めていくんです。

　多くの人は、自分がやっている行動に意味付けできていないんです。でも**繰り返しやっていることには、その人なりに意味があるはずなのです。だからその意味付けをこちらがポジティブなものにして返すのです。**

「ハグというのは、Ａさんなりに、対人関係をきゅっと早期に築くための工夫なのかなぁって思ったんですけど、どう？ 合ってる？」というふうに聞いたら、聞かれた人は、「確かにその一面もあるなぁ」とか、それまで考えたことはなかったけれど、「そうかもしれないなぁ」と思って、「そうよ、私の工夫なのよ」と言うんです。

「全然違う」って言う人は少ないんです。もし「全然違う」と言われたら、「あれ、ごめん、じゃあどういう意味なの？」と聞けばいいですし。

提案その四

状況 自分の感情や考えは言わなかった。

✋ 自分の抵抗感や迷いはＩメッセージで言えば問題にならない

「ハグに感情的に抵抗感がある」と坂本さんは思っていましたが、それを本人に伝えませんでした。これも医療者、福祉職がよくやりがちなことだと思います。**「自分の迷いは見せたらいけない」と思い込んでいる**のですよね。「私は戸惑う」と言ったらいけないと、なぜ思っているのでしょう。

誰ともハグをするのは、欧米では普通の習慣ですが、日本では一般的ではありません。だから「抵抗がある人がいる」と伝えるのは悪いことではないはずです。

こういう場合に必要なのが、**「自分という１人の人を活用する」**という意識です。みんな、「一般的に日本でハグはおかしいよね。やらないよね」という言い方をしがちなんですが、そうではなくて、**「僕はちょっと苦手なんだ」と、「僕は〜」というＩメッセージで、"こういう人もいるんだよ"ということを伝える**のです。

Ｉメッセージを使うと、自分の価値観を押し付けることにならないのです。「価値観の違う私とＡさんが、どうつながっていけるか」みたいな話になります。

提案その五

状況 違和感について事務所に問題提起すべきだったのか、わからない。

✋ 「問題提起」ではなく「教えてほしい」というスタンスで話そう

坂本さんは、「事業所に問題提起すべきだったのか」と書いていますが、この「問

題提起」という言葉が、坂本さんの中で「医療者としてスタッフはハグすべきでは
ない。事業所の方針おかしいよ。どうなの？」という前提があることを物語ってい
るように思います。だから、チームを非難してしまいそうで、チームと話せないん
だと思います 。

　相手を変えようとするとうまくいかないのです。そうではなく、**「利用者さんの
ことをもっと知るために、スタッフたちが今までＡさんと過ごしてきた時間とか関
係性を教えてください」というスタンスで聞けばよい**のです。

　時短勤務で入職１年目の立場でもいいんです。普通に聞けばいいじゃないです
か。「僕、誰とでもハグするっていうのはちょっとおかしいと思ったんですけど、
なんでするんですかね？」とか。「僕は今回拒否したんですけど、今までハグをお
かしいなと思ったスタッフさんはいないんですか？」とか。

　そうしたら、「俺は昔拒否したんだよ、でも今はしてるんだ」と言うスタッフがい
たりしたら、「ハグを拒否してたときと今とで、関係が何か変わりましたか？」とか
いろいろ聞けたと思うんです。

　あるいは坂本さんがスタッフに「僕は、ハグはＡさん本人が生み出した対処の１
つだと思っているんですけど、僕はハグをしないから、このままだったら拒否され
ると思う。ご本人はこの対処以外に、どんな対処を持ってるんですかね。よかった
ら教えてくれませんか」と、そんなスタンスでスタッフに情報を聞けば、「今度、本
人に聞いといてあげるよ」となったかもしれない。

　それは「問題提起」じゃないし、「カンファレンスを要求」でもない。坂本さんが
新しい風として、チームの一員として入って感じたことを、チームと一緒に循環さ
せていくというだけのことです。

　こういうときに、「ハグはおかしいだろ」という前提で問題提起をすると、チーム
も「いや、俺たちの考えも知らずに、お前入ってきたばかりだろ」となって対立し
てしまうので注意です。**先にやっていた人たちのことを否定したらダメ**なんです。
あくまで「教えてください」のスタンスで聞く。これまでの関わりがあって、利用
者さんの今があるのですから。

020　　　一章　医療的な必要性が感じられないことを要求する

1 ハグを求めてくる人

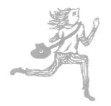

壁 2

対話を拒否。命令口調で
代理行為を強いてくる人

〈アルコール依存症、うつ病、40代男性／事故死により訪問終了〉　　　　事例提供：小瀬古伸幸

1.「薬はお前が組め」

　私がまだ訪問看護を始めて間もなかった頃の事例です。

　Bさんは40代男性で生活保護受給中の方でした。当ステーションから訪問看護を開始し1か月ほど経った頃、私が訪問するようになりました。1回目は先輩と一緒だったのですが、2回目は1人でした。

　その訪問時、内服をセットする場面がありました。内服のセットは利用者さんと一緒に行う、というのがステーションの方針でしたので、私はBさんに「薬を一緒に組みましょうか」と声をかけました。すると、「チームリーダーに話を聞いてないのか？　俺はしんどくて薬が組めないから、お前が組め」と言われました。最初、「えっ！　なんで？」と思ったのですが、言葉の強さに押し切られて私が薬を組み始めました。ただ、少しでも「一緒に」という形を取りたいと思い、組み終わったあと「これで間違いないですか？」と確認してもらいました。

　「おう」とひと言返答があり、安堵したのも束の間、その後のBさんとの会話はひどいものでした。最近の生活のことや気分の波について質問したのですが、「知らん」とぶっきらぼうに返答するのです。何を話してもそんな調子なので、長い沈黙もありました。そして訪問の終わりぎわ、誰かに電話をかけ始め、その相手と笑顔で話すのです。私に対する態度とのギャップを感じ、「薬セットを一緒にやりましょうと声をかけたことを根に持っているに違いない」と思いました。

2.「ちょっと難しい人だから」。先輩と話し合えなかった自分

　事業所に帰ったあと、私は当時のチームリーダーに、「Bさんから、訪問看護側で薬を組むように、チームリーダーに伝えたと言われたんですけど……」と伝えま

した。するとチームリーダーは、「そうなんだよ。本当は一緒に薬セットができたらいいんだけどね……。ほら、あの人、ちょっと難しそうでしょ。だから今はこっちで薬を組んで、関係性を築いていきましょう」と言います。「えっ!? なんで? 薬を組まなければ関係性が築けない? 恩を着せるということ?」。私は本来の支援から遠ざかるように思い、ますます混乱しました。でもそのときの私はまだほんの新人。私の知らない事情もあるのかと思い、それについて先輩と話し合いを持つことができませんでした。

それは当時の私の弱さでもあります。

3. 薬セットにゴミ捨て……これって訪問看護の仕事なの?

ある日の訪問時、セットした1か月分の薬がちょうど終わる時期だったので、薬を入れていた袋のゴミが出ました。Bさんに「全部薬はなくなったので、この袋は捨てておいてくださいね」と声をかけたところ、「このハイツの下に24時間捨てられるゴミ捨て場がある。そこに捨ててこい」と言われました。ここでも「えっ!? なんで?」です。「個人情報もあるので、ご自身で捨てられてはいかがでしょう」と率直に伝えたところ、睨みながら、「これもお前のところのチームリーダーに伝えていることや!」と言われました。何の根拠もなくゴミ捨てまでするのは納得がいかず、「一緒に行きませんか」と伝えました。すると「うっとおしい! 帰れ!」と言われ、何も言えずそのまま退室しました。

その日の夕方、訪問看護ステーションに帰るとチームリーダーから、「Bさんから電話があったんだけど、薬の袋は私たちが捨てにいくことになっているから、頼むわ」と言われました。私は悶々としながらも、「その支援ではセルフケアが上がっていかないのでは?」と尋ねました。すると「あの人、しんどい状況だから、今はやってあげてほしい」と言われ、渋々受け入れました。

でも、心の中では「そもそもチームリーダーが薬を組むという枠組みを提示しなければ、こんなことにならなかったのに」と、チームリーダーに対して不満が湧いてくるのを抑えられませんでした。

日を追うごとに、「自分はこの訪問看護で何をしているんだろう」という思いが強くなり、Bさんの所に訪問に行くのがどんどん億劫になりました。些細なことですが、有料駐車場に車を停めるとき、「今日はちょっとでもBさんのぶっきらぼうさが緩和されるといいな」という願掛けで、ラッキーセブンの7番に駐車したりしていました。こんなことをするほど私は行き詰まっていたのだと思います。

4. 利用者本人が薬の入れ間違いに気づいたが

提案その三

　ある日の早朝、チームリーダーの携帯に留守番電話が入っていました。Bさんから、「薬の入れ間違いがある。今すぐ入れ直しに来い！」という内容でした。出勤後、すぐにご本人へ電話し、訪問に向かいました。

　到着して確認すると、朝薬を1錠入れ間違えた日がありました。もちろん薬セットの際にご本人に確認してもらっていたのですが、互いに気づかなかったということです。謝罪し、薬セットをやり直したあと、ふと「Bさん自身が薬の間違いに気づけた。これはBさんが自分の飲む薬を把握していることを意味している」と、ストレングスに目を向けることができたので、勇気を振り絞って「朝薬だけでも一緒にセットしませんか？」と伝えました。結果は、「はぁ？　これをやるのが、お前らの仕事だろ」と一蹴され、撃沈しました。

　その後も薬セットの訪問を続けていたのですが、ある日、冷蔵庫にお子さんが描いた絵が貼ってありました。「これはお子さんが書かれたんですか？」と聞いたら「そうや。久しぶりに会ってな」と言われました。表情がやわらいだので、これはチャンスと思い、「今、おいくつなんですか？」と聞いたところ、「そんなことお前が聞くな」と言われ、やはり対話は続かず、終了しました。

5.「理解したい」と「拒むなら仕方ない」との葛藤

　その頃の私には葛藤が生じていました。本人を理解したいという思いと、理解しようと思っても本人がそれを拒むのであれば仕方がないという思いです。訪問するたびに後者の思いが強くなります。

　それに対して私の中では次のような理由付けをするようになりました。「Bさんは"ここからは踏み込んでくるな"と境界線を引いているのに、理解しようとアプローチするのは支援者のエゴかもしれない」と。

　本来であれば、これほどまでに利用者さんが私に境界線を引く意味は何なのかを深く考えるところです。しかしBさんに対してだけはそれを考えられなかった。理由は、Bさんを理解することを私が諦めてしまっていたからだと思います。

　なぜ諦めたのか。心が折れてしまったと言えばそうかもしれません。ただ、他の利用者さんとの関わりでも、同じように拒まれることや、ぶっきらぼうに返答されることはありました。同じような葛藤が生じたこともあります。でも、そうであっても、その人を理解することを諦めることはなかった。

じゃあ何が違ったのでしょう。

提案その四

それは私自身が、孤立していると感じていたことでした。孤立というのは、周りに人がいるかどうかではなく、独りぼっちの感覚です。それがあると、誰かに相談することができません。

1人で悶々と悩み、うまくいかない状態に対して「Bさんがこうだから」「チームリーダーがこうだから」と理由付けしています。「自分のせいではない」と思うことでいくらか心を安定させることはできますが、そう考えたところで「自分は今何ができるか」という考えが浮かぶわけではありません。そのため苦痛は続きます。

6. 事故死のあと、わかった事実

Bさん宅へ訪問したある日のことです。インターフォンを押しても玄関に出てきません。「何かあったのかな？」と思いましたが、"勝手にドアを開けると難癖をつけられるかも"という思いから、何度かインターフォンを鳴らしました。でも返事がない。ドアノブを回すと鍵が開いていたので、ドアの隙間から「Bさん、Bさん」と呼びかけました。

部屋はワンルームで、玄関から寝室まで見通せる間取りになっていました。Bさんはベッドに側臥位になっており、豆電球とテレビはついていました。机の上にはヘルパーが作った料理が置いてあります。それらの風景はいつもと変わらなかったのですが、何か妙な感じがしました。

「Bさん、入りますよ」と伝え、入室しました。枕元に行き、「Bさん」と呼びかけたところ、顔は青白く、口角から少量の泡を吹いていました。窒息していました。枕代わりに手をグーにして首元に当てている格好です。かなり太っていたBさんは、身体の重みで気道が締まり、窒息していたのです。

すぐに救急とチームリーダーに電話しました。死後硬直が起こっており、もう亡くなっていることは明らかでしたが、救急隊が到着するまでは心臓マッサージを行いました。失禁もしていました。救急隊が来て、亡くなられているのを確認したあと、警察に連絡します（こうしたケースは不審死の扱いになり、事件性も含め、警察が介入することになるからです）。

5分ほどで数名の警察官が到着し、事情聴取が始まりました。その際に警察官は、家族や素性を知るために自宅内のものを簡単に見るのですが、引き出しから妊娠6か月ほどの女性の写真が出てきました。警察から「この人は知っていますか？」と聞かれたのですが、もちろん私は知りません。でも、おそらく別れた奥さ

んだと推察できました。写真は古かったのですが、袋に入れられ、大切に保管されていました。また財布の中からは、その奥さんらしき人と一緒に写っているプリクラも出てきました。誰が見ても恋人同士とわかるような写真で、これまで見たことのないBさんの笑顔がそこに写っていました。

　この写真を見たときの私の率直な思いは、後悔です。Bさんのこれまでの生き方や人生を見ようとしなかった自分を責めました。なぜBさんは、支援者に対してぶっきらぼうな態度でしか関われなかったのか。婚姻歴や子どもがいるという情報があったのに、なぜその人生には目を向けなかったのか。人間そのものを見ていなかった。「なんてお粗末な関わりをしていたんだろう」と。

　この体験があったからこそ、その後の臨床では、どんなことがあっても利用者さんの人生に目を向けることを忘れたことはありません。他者のせいにすることなく、今、自分に何ができるのかを考えられるようにもなりました。

　葛藤を思い出し、自分に問いかける。この定期的な振り返りが、ケアを考え抜く力をアップデートさせるのだと思います。

壁2 こんな手もある

小瀬古伸幸

> **提案その一**

> **状況** 管理者の説明が納得できないが、新人なので言えずにこらえた。

✋ 管理者は下の人の意見を聞く意識を持とう

　私が病院を辞めて訪問看護の領域に足を踏み入れ、最初の頃に出会った対応の難しい事例です。

　今、管理者をやっている自分からすると、組織としてやれることがもっとあったのではないかということが気になりますので、それも含めて記してみます。

　まず、当事業所は薬を看護師だけで組むということは基本的にはしていません。なぜならいずれ訪問看護は卒業することになっているからです。導入時にはその話もしているはずなので、新人だった私は、真面目に「薬を一緒に組みましょうか」と声をかけたし、薬の最終確認だけは一緒にできればと、最後に頑張ってもう一度声をかけました。でも、どちらもBさんに拒否されてしまいました。

　さて、問題はここからです。

　事業所に帰った私は、Bさんの薬組みについてチームリーダーに確認しました。するとチームリーダーは、「あの人難しそうな人だから、今はこっちで薬を組んで、関係性を築いていきましょう」と返答しました。

　しかしこの、「薬を組めば関係性が築ける」みたいに話してしまっているのは筋が通らないですよね。そのため私は「要するに言いなりになれってことだな」と解釈し、「自分は新人だし」という思いもあって、それ以上つっこんで先輩と話し合うことができなかったのです。

　このようなことは、管理者とスタッフ、先輩と後輩など、権威勾配がある関係の中では生じやすくなります。もしここで、チームリーダーが自分の意見を話したあとに、「それに対してあなたはどう思う？」と聞けていたならば、私も自分の意見を話すことができたかもしれません。だから権威勾配があればあるほど、**権威を持つ側は意識的に下の人の意見を聞くという意識を持つことが必要**なのだと思います。

提案その二

状況　ゴミ捨てまで引き受けた管理者の意図がわからず、ますます不信に。

管理者は自分の意図を言語化し、伝える ようにしてほしい

　逆に、管理者となった今、私だったら新人さんにどのように説明しただろうと考えてみました。このような言動を取る利用者Bさんに、いきなり「自分で薬を組んでください」「袋は捨ててください」と言って、簡単に了承されるとも思えません。

　いずれは訪問看護を卒業するのですから、薬組みについては必ず言うべきことではありますが、それはかなり先の話かもしれないと思いますので、私であれば新人さんに、**「その前に人間関係を築いていかないと何も入らないんだよ」ということを伝えようとする**と思います。例えばこんなふうに。

　「私たち訪問看護は卒業を目指すから、いずれは利用者さん本人に薬を組んでもらわなくちゃいけない。けれど、利用者さんのエネルギーは限られている。これは利用者さんが限られたエネルギーをどこに振り分けるかという問題なんだ。利用者さんは、薬の準備にエネルギーを使う一方で、新しくあなたと出会うことにもエネルギーを使う。だから今は、エネルギーをあなたと出会うことに使ってもらったらどうだろう」。

　そんなふうに「今後の見通し」を含めて伝えれば、新人さんも「ああ、エネルギーの配分の話なのだな」と理解でき、イレギュラーな状態であることを納得し、人間関係をつくる方向にもっと踏み込めるのではないかと思うのです。

提案その三

状況　「薬の入れ間違いがあるから今すぐ入れ直しに来い！」と連絡が入った。

目の前の事実を活用することに集中する

　私は「Bさん自身が薬の間違いに気づけたということは、Bさんは自分の飲む薬を把握しているんだ」とストレングスに目を向けることができていました。そこまではよかったのですが、「朝薬だけでも一緒にセットしませんか」と、これまで動機づけが上手くなされていなかった「薬を組む」ことに話を持っていってしまったので、ここは自分でも実に惜しかったなと思います。

「朝薬が正しく入っていないことにご本人が気づいた」という、**今起きている事実をどのように活用するか、がポイント**なのです。この場面で言えば、**「え、なんで朝薬が入っていないって気づいたんですか?」と聞くこと**が、それにあたると思います。

すると相手は「もともと3錠って知っているんだ」とか、「飲む時に毎回数えているんだ」とか、「今日たまたまあれっと思ったんだ」とか言ってくれる可能性が高い。なぜなら起きた事実について聞いているので、相手も答えやすいからです。そしてそこから話をふくらませることはできただろうと思うのです。

🖐 ネガティブな感情はいったん切り離してから訪問しよう

この場面について補足します。

このように「薬の入れ間違いがあるから今すぐ入れ直しに来い!」と言われて向かうようなときに、新人さんは「クレームを言われた」「相手は怒っているはず。嫌だな」と、気持ちを揺らしながら向かうと思います。あるいは「面倒くさい」とか「気づいたなら自分で直せばいいじゃないか」という怒りも感じたりするでしょう。

でも、看護師として行動するときには、**1回そういうネガティブな感情は切り離す**んです。プロならば、感情のまま相手にぶつけることはしたくない。モヤッとした気持ちのまま行ったら、相手に感情は絶対に伝わります。そうすると余計に関係性がおかしくなってしまうからです。

だから出かける前に訪問看護ステーションで、「ああ、今から行くの超めんどくさい。こんな雨の中を行かなあかん。そもそも一緒に薬セットしようって言ってるのにやらないからやろ!」と仲間に毒づいてもいい。でも言ったあとはさっぱりと切り替えて、**「この事実をどのように活用するか」に集中する**ようにしましょう。

また、新人さんは、この利用者に「悪意」があったのではないかと思いがちなんですが、そう受け取るべきではないです。たまたま「エネルギーの使いどころ」がここだったということです。本人は何か言いたい。その種があったところに、文句のつけ所が目の前に来たというだけです。

なぜなら、悪意があったのであれば、もっと筋道の通らないことをしてくるのではないかと思うからです。例えば、ちゃんとセットしてあるのに文句を言ってくる

とか、自分でわざと薬を入れ替えて言ってくるとか。

「クレーム」や「悪意」という言葉ってポロッと出がちなんですが、そう認識することは利用者さんにレッテルを貼るだけです。**一度レッテルを貼ってしまうと、その人の行動すべてをそこに関連付けて見てしまうようになり、こちらの感情の乱れと一緒になって冷静に対応できなくなります**ので、気を付けたいところです。

提案その四

状況 自分が困っていることを誰にも相談できなかった。

管理者は、孤立する人が出ないよう配慮したい

さて、いったんチームリーダーとの会話で失望を味わった私は、それ以降、チームリーダーやチームメンバーを頼る気持ちを失ってしまいました。原稿でも、自分がつまずいた理由として「チーム内で孤立していると感じていた」と書いていますが、**自分だけで問題を解決しようと頑なになり、他者の力を活用することができなくなってしまっていた**ということです。孤立は新人でなくとも厳しい状況です。

ここでもし私が、チームメンバーに、自分が困っていることを話せていたらどうなっていたでしょう。例えば「私、もう八方ふさがりなんです」とか「Bさんと会話が全然進まなくて」とか。そんなふうに自分の感情を吐露できていたら、新人である私はとりあえず気持ちが楽になれただろうなと思うのです。

そして先輩たちも、私が関わる前に1か月間誰かが対応していたわけですから、なんらかのコツや方法を教えてくれたかもしれません。例えば、「薬の準備や看護の前に、まず相手に受け入れてもらうことが大事なんだよ」とか、「私はこの人とまずは仲良くなることしか考えていなかったよ」とか、「会話といっても、ほとんど相手の話を聞いていたよ。あの人はこんな話が好きだよ」とか。このような情報を得られていたら、私もずいぶん対応は変わっただろうなと思うのです。

チームメンバーに対して自分がうまくいっていないことを話すのは誰でも勇気がいることです。だからこそ、**それを話せるような組織にするのは管理職の大事な役割**なのだと思います。

2

対話を拒否。命令口調で代理行為を強いてくる人

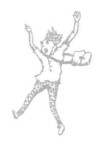

壁 3

「面白い話」を要求。スタッフ1人を
こき下ろし、1人を褒める人

〈双極症Ⅱ型、40代男性／最終的には、行方不明〉　　　　　　事例提供：小瀬古伸幸

1. 巧みな言葉で支援者を翻弄

　Cさんは生活保護を受給しながら一人暮らしをしていました。支援者に対してしばしば無愛想となり、言動が少しでも気に入らなければ一方的に怒り出すこともありました。昼間からお酒を飲んだときは、泥酔したまま、訪問した保健師に行政に対しての不満を長時間にわたって話したりします。半年以上通院しないこともあるので、生活保護課の担当者がCさんに治療を受けるように勧めると、「うつ病で動けない人間に身体に鞭打ってでも病院に行けと……そんなひどい言葉を投げつけるんですか」と病気を理由に反論するため、担当者は対応に苦慮していました。

　ある日、保健師がCさんに、「訪問看護を受けて、気分の波との付き合い方を一緒に考えてもらってはどうか」と提案しました。すると、「気分の波が落ち着いたら働きたい思いもあるので、受ける」と承諾しました。その後、主治医からも了承を得て訪問看護が開始となりました。

2. 1人をこきおろし、1人を良く言う

　2名の先輩（支援者1と支援者2）が交互に訪問し、1年以上が経過していたのですが、毎回対応に苦慮していました。

　それはこんなふうです。支援者1と支援者2の対応を評価し、悪いと評価した支援者1には「お前は悪い」と突きつけ、良いと評価した支援者2には、支援者1への不平不満を話すのです。

　例えば、支援者1は次のような言葉を浴びせられていました。「お前は専門職として何の技術もない。訪問に来て、最近どうですか？　と聞いて、帰るだけ。そんなことで俺の気分の波は安定するのか」。そう言われた支援者1は、「私の言葉の意

図としては、まずはＣさんが気になっていることから話をしてもらうほうがいいと思ったので、そう尋ねました」と説明しますが、Ｃさんは「俺が気になっていることを想像し、考えるのがお前らの仕事やろ。うつで頭が回らない人間に考えさすのか」と言い、支援者1は何も返答できずに沈黙が続く……そんな状況です。

支援者1を責めるポイントは毎回変わるのですが、結果的に対話が続くことはなく、一方的に不満をぶつけられて終わる、ということが繰り返されていました。

一方、支援者2が訪問したときは、支援者1に対する不満をひと通り話したあと、残りの時間はＣさん自身が興味のある歴史やハマっているソーシャルゲームについて話がふくらむとのことでした。

3. 「面白い話を考えるのが訪問看護ではない」と反論した

そのような中、私が訪問看護に行くことになったのです。私はまだ新米で、入職して2〜3か月ほどしか経っていませんでした。

初回はＣさんが気に入っている支援者2に同行しました。Ｃさんは支援者2に、自らの趣味や近況について話し、楽しい雰囲気で訪問を終えました。

次から私が単独で訪問することになりました。私は支援者2と同じように、趣味などの話題をきっかけに話を広げていくつもりで向かいました。が、Ｃさんの前に **提案その一** 座ったら開口一番、「面白い話して」と言われました。

新米だったこともあり、私はその言葉に戸惑いました。何を話したらいいのかわかりません。「訪問看護で面白い話を求められるのか?」という思いもあり、とっさに「Ｃさんが面白いと感じる話はどのようなものか、教えていただけると助かります」と伝えました。

しかし、Ｃさんから「それを考えるのがお前らの仕事やろ」と言われ、私の感情はザワつき、反射的に「それを考えるのは、私たちの仕事ではありません。この看護計画に則りケアすることが私たちの仕事です」と反論していたのです。

そして看護計画を開き、長期目標に書かれている「生活保護を抜け出すために働きたい」という項目を読み上げ、「ここに向けて私たちはあなたをサポートしているはずです」と伝えました。Ｃさんは「はぁ? お前の話は面白くない。支援者2は歴史の話とかもっと面白い話をするぞ。お前は何をしにここに来ているんや」と言われました。僕は"これが支援者1が受けていた攻撃か"と思い、相手のペースに巻き込まれないために、ひるんではいけないと心の中で思っていました。

4. 看護計画に戻そうと頑張ったが……

提案その二　私は「では、この看護計画に書かれていることをもう一度、一緒に確認していきましょう」と伝えました。

　Cさんは「そんなもの、支援者1も2も確認したことないぞ。なんでお前はそれを確認しようとするんや。面白い話ができないのであれば帰れ！」と言いました。このまま帰っては、これまで支援者1に浴びせていた攻撃が私に向けられただけで何も変わらない。そう感じたので、「私はCさんと向き合って話したい」と伝えました。Cさんは目を細め、「お前は俺のことをバカにしている」と言いました。私自身、Cさんをバカにしているつもりはありませんでした。むしろ真剣にCさんの支援をしたいという思いがありました。

　このとき私は、初期にCさんと共有したはずの訪問看護の目的や使い方がズレてしまっている、と感じていました。だからこそもう一度看護計画に戻ることで、双方のズレが埋まり、Cさんの目標に近づいていけるはず、とも思っていました。ですので私は食い下がり、「バカにしていません。看護計画で共有した、就労したいという思いに向けてサポートしていきたいのです」と伝えました。

　そのとき私は気が付きました。Cさんはコップに入れた水のようなものを飲んでいたのですが、その隣に焼酎の瓶があるのです。"もしかして、お酒を飲んでいる？"と思い、尋ねました。するとCさんは悪びれる様子もなく「飲んでるよ。何が悪いの？」と言います。飲酒した状態では訪問看護を提供することができないのでそれを説明し、次の予定を伝え、その日の訪問を終えました。

5. 不満の対象が私になった

　次の訪問日に支援者1が訪問すると、それまでの支援者1への攻撃性はぴたりと止まり、代わりに私への不満を支援者1に話すようになりました。内容は、「あいつは俺に対して働くことができない能無しと言ってきたり、生活保護を受けている人間は社会の最低ランクだと言ってきたり、精神障害者だから何もできないとバカにしてきた。あいつは本当に最低な奴だ」だったそうです。

　もちろん私はそんな言葉を発しておらず、生活保護という言葉さえ出していません。それを聞いて私は、"次の訪問では、Cさんが私との話をそのように受け取ったのかを確かめる必要があるな"と思いました。対応した支援者1も同じ考えだったようで、「まずは小瀬古が訪問した際に、直接その思いを伝えてはどうか」と言っ

てその日の訪問を終えたそうです。

　しかしその日を境に、私が訪問してもCさんが在宅していないことが続くようになりました。

6. 連絡なしに引っ越してしまったCさん

　そのあとCさんはどうなったか。

　支援者1と私は交互に訪問を続けていましたが、私の訪問日に不在にすることが続き、直接会うことが一度もできなくなりました。

　約2か月後、支援者1の訪問日にも不在が続いたので、生活保護課の担当者に連絡しました。その担当者もCさんに連絡が取れないことに困っていたようですが、数日後、Cさんが引っ越していたことが判明しました。その時点では引っ越し先がわからず、そのまま訪問看護は終了となりました。

　私はそのあと、自分が訪問に入る前の1年間の記録をすべて読んでみました。そこには、Cさんが誰にも認められないという孤独感を抱いていたこと、お酒を飲んで気分を紛らわせていたこと、そしてネットの中では自分らしく振る舞えると話していたことが記載されていました。

　それを読んで、Cさんにとって「面白い話」が言い合えることは、現実の世界での痛みが多少なりとも和らぎ、自分らしさを確かめることができる唯一の時間だったのかもしれないと思いました。

　また、私のことは避け、支援者1の訪問は受け入れていたのですから、自分を表現できる相手とは関係が築ける人だったとも思います。

壁3 こんな手もある

小瀬古伸幸

提案その一

> **状況** 「**面白い話をして**」と言われた。

「なぜこの利用者さんはそれがしたいのだろう」という意識でその話題を扱おう

これは、僕が病院を辞めて訪問看護の現場で働き始めてまだ2〜3か月という超新人の時期に遭遇した、「厳しいことを言う」利用者さんの事例です。

新人の頃は特に、「何のための訪問看護なのか」という部分が揺らぐことに強い不安があるため、相手の言うがままにやって、何のための支援かわからなくなることを恐れます。だから私も「面白い話をして」と言われて、「訪問看護で面白い話を求められるのか？ それが看護なのか？」と大変疑問に思いました。面白い話をすることに全く意義を感じられず、心配な気持ちさえ感じていました。そのモチベーションのなさがCさんに伝わっていたように思います。

そのため「面白い話を考えるのがお前らの仕事やろ」と言われた時に、感情的に「面白い話を考えるのは私たちの仕事ではありません。私は看護計画に基づいた訪問看護をしに来ています」と反論し、Cさんと対立してしまったのです。このときの僕をひと言で言うなら、「押し付けマン」でしたね。私が看護計画の枠組みに基づいて話を進めようとしたことで、Cさんは「型にはめてくる支援者」「型にはめられる自分」を想像し、一気に警戒したのかもしれません。

これは新人が非常によく陥ることです。相手が「〜したい」「〜して」と言ったら、そのまま受け取って、「それがしたいんだったら、こうしたらどうか、ああしたらどうか」とすぐに提案したり、あるいはこの事例のように「そんなことできません」とはねのけたり、何も言えなくなってフリーズしてしまったり。

そうではなくて、**「なぜこの利用者さんは〜したいのだろう」という意識を持ってその話題を扱っていく**ことが必要なのです。

なぜCさんは「面白い話」を求めてきたのかも考えてみます。

Cさんとのあいだで重要だったのは、「面白い話」という枠組みの中で、私がCさんに対して関心を持ち、尊重を示すプロセスだったのではないかと振り返ります。

推測の域になりますが、Cさんにとって「面白い話が言い合える関係性」は、自分らしく振る舞える時間であり、自己肯定感を高めるための貴重な時間だったのかもしれません。

提案その二

状況 看護計画の話に変えようと頑張ってしまった。

まずは相手が興味のある話から入るべきなのです

相手の夢中になってる話って、僕たちには関心が持てない場合もあるし、それが看護の何につながるのかもわからないですよね。**でも、その人にとっては意味があることなんだと、まずはそう思うことから始めるのです。だから「まずは話を聞かせてください」と言って聞く**のです。

同僚から聞いた、似たような経験です。

一家である宗教にハマっている利用者がいました。前任の担当者は訪問に行くと、ずっと宗教のビデオを見せられて、おやつが出てきて、見終わったら「はい、さようなら」と言われて帰る、それを繰り返していたのです。次に僕の同僚が担当になり、訪問に行くことになったときに、同僚は言ったそうです。「この、ビデオを見るだけの訪問看護は私にはできません。でも、あなたがその宗教を経験しながら、どういうことを思っているのかという話は聞けます」と。そう言ったら、最初は利用者さんは怒っていたそうですが、なんとかビデオを見ずに話をすることになった。

そのうちに、その人にとって宗教が生活にどう役立っているのか、宗教を通じてどう自分を感じているのか、どういう自分でありたいのか……そういうことが語られるようになったので、「じゃあなりたい自分に向けてどう行動しましょうか」という話ができるようになった。そうした関わりを約1年続けて、この利用者さんは訪問看護を卒業したそうです。

この話のツボは、相手から言われるがままにする支援と、「なぜこの人はこの話に興味があるんだろう」と思いながらする支援では、違うものになるということです。

相手の要望に応じて「宗教の話を聞く」のは「言われるがままの支援」ですね。そ

うではなくて、「なぜこの人はこの宗教の話に興味があるんだろう」と思いながら興味を持って話を聞けば、その人自身のことが見えてくるのです。

　Cさんの話に戻すと、「面白い話して」と利用者さんが言うからと、ただ単に「はい、じゃあ面白い話をしましょう」と言って相手を笑わせようと頑張るのは、前者の「言われるままにする支援」ですよね。

　そうではなくて、「なぜCさんは面白い話に興味があるのだろう」ということに興味を持って話をしていくのです。面白い話をすることが生活にどう役立っているのか、面白い話をするとどう感じるのか。

　その中で「本来の穏やかなCさん」が見えてくるかもしれません。すると、「本来の穏やかなCさん」から外れ、調子が悪化するサインも見えてくるかもしれません。そうした話が、いずれ「じゃあなりたい自分に向けてどう行動しましょうか」という話題にまでつながっていくということです。

経験の伝承
（進あすか）

相手の話したい内容を、相手のペースに合わせて話そう

　新人さんは、利用者さんと会話を重ねていくときに「沈黙したら気まずい」とか「何か話さないといけない」と思い、会話の「量」を増やそうとしてしまいがちです。その結果、自分ばかりがしゃべってしまうことがあります。

　しかしそんな焦りがベースにある会話は利用者さんにとっては負担になるかもしれません。

　利用者さんが話したい話題を、利用者さんのペースに合わせて話すほうがよいのです。利用者さんが全く興味のないことについて質問して、一問一答のような会話（「〜なんですか？」「いいえ」）になっても仕方がないですからね。

　利用者さんがゆっくり話していたら、こちらもゆっくりうなずいたり声のトーンを落としたりします。逆に、利用者さんが少し早口で声のトーンが高かったら、こちらも反応を早くして声のトーンを上げて相槌を打つようにします。

　重要なのは、利用者さんのペースと内容に合わせることです（これをペーシングといいます）。

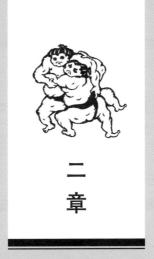

二章

「やりたいこと・望み」が出てこない

この章に出てくる利用者は、「何をしたらいいのか、どうしたらいいのか」が
自分からは出てこないという点が共通しています。
支援者は管理・強制はしたくないと考え、利用者の自主性を重んじて思うままに
行動してもらったところ、状態が悪化して入院になってしまったという点も重なっています。
では利用者本人の自律性の回復を目指すにはどうすればよいのでしょうか。
これは地味な題材ながら、精神科訪問看護には
必ずといっていいほどつきまとう深いテーマでもあります。

壁 4
すべてを指示してもらいたがるので、
「それはあなたが決めること」と伝え続けた結果、
入院になった人

〈統合失調症、30代男性／最終的には、入院により訪問中断〉　　　　事例提供：木下将太郎

　病院勤務時代に、私は急性期病棟から病院付属の訪問看護ステーションに異動を命じられました。当時、私は頭の中で、「患者さんが治療を続けながら生活をしていくには症状の管理が必要。訪問看護は、服薬の管理や安定した生活を続けるための支援をする必要があるのだろう」と考えていました。つまりそれまで病棟で行ってきた看護の経験を訪問看護でも延長すればよいのだろうと、なんとなく考えていたのです。

1. 最初は管理、指導に走った私だったが

　異動後、先輩看護師に同行して訪問看護に行くのですが、利用者さんとの関わり方は先輩によって異なっていました。管理や指導といった側面が強い関わり方をしていた先輩もいましたので、異動前に私が考えていたことは間違っていなかったと感じました。

　しばらくして、自分1人での訪問看護が始まりました。私は利用者さんに対して、「お薬はきちんと飲めていますか？」「睡眠はきちんと取れていますか？」「何をして過ごしていましたか？　何をして過ごしますか？」といった質問ばかりを投げかけていました。 提案その一 ▶

　その質問に対して利用者さんはみんなきちんと答えてくれるのです。私のアドバイスや注意にも何か意見を言うでもなく「はい」という返事があり、うまくケアを提供している、そんな気になっていました。

　そうした中でDさんと出会います。私はDさんに対しても同様のテンプレートの質問、「何をして過ごしますか？」を投げかけました。すると、「私はどうしたらいいですか？　何をしたらいいですか？」と言うのです。この返答に"えっ？　自分のしたいことをしたらいいじゃない？"と思いながらも私は、「ご飯を食べて部屋

042　　二章　「やりたいこと・望み」が出てこない

の掃除をして洗濯をして買い物に行って……」など生活に必要な行動の指示を出していました。これが毎回の訪問で繰り返されるのです。"私のアドバイスは本当に合っているのだろうか？ 自分のしたいことをすればいいじゃないか"とモヤモヤした気持ちが強くなっていきました。

2.「自律性の回復」という言葉に出会って

そんな思いを持ちながら訪問看護を続ける中で、訪問看護についての研修を受ける機会がありました。そこで「自律性の回復」という言葉を知りました。「自律性の回復」とは、対象となるその人自らが、思考・判断・行動することを通して、自身のより良い生き方を見出すことです。「Ｄさんに必要なのはこれだ！」と私のモヤモヤした気持ちが一気に晴れました。

それからは、Ｄさんから「私はどうしたらいいですか？ 何をしたらいいですか？」という質問が出てきたとき、私は「Ｄさんの生活はＤさんが考えるもの」「Ｄさんがしたいことをしてみればいい」という返事を繰り返すようになりました。

> 提案その二

ときどきＤさんが困った顔をしながら「何かを指示するのがあなたの役目ではないのか？」と問い返してきました。しかし私は「Ｄさんの人生はＤさんが決めるもの。Ｄさんがしたいと思ったことをするのが大切」と返していました。Ｄさんがしたいことをしていく中で「してもいいのだろうか？」と相談してくれることもあったのですが、そのときも「あなたが決めること」という言葉を繰り返していました。

とはいえ、「ときどき遅くまで出かけているけれど、睡眠は大丈夫かな？」「お金を使いすぎて食事に回っていないけれど、大丈夫かな？」とヒヤヒヤする思いは持っていました。しかし「それもＤさんの自律のためだ」と自分に言い聞かせ、訪問しては同じように言い続けていました。

終わりは突然にやってきました。受診を機に入院となったのです。

私が主治医に入院の理由を確認したところ、「幻聴に左右されての行動が多くあって、ご家族には警察から何度か連絡があったりした。生活はなんとかできていたから様子を見ていたが、お金も上手に使えてないし、今の状態だと生活を立て直すのも難しいということで、ご家族と相談して入院になった」とのことでした。

> 提案その三

私が入院中のＤさんに会いに行くと、こう言われました。「好きなことはした。でも入院になったのはあなたが管理をしなかったからだ」と。

3. 本人の思いを確認しないまま、自律を強要していた

　　Dさんの「あなたが管理しなかったからだ」という言葉が今でも強烈に残っています。でも私は、管理しなかったことが失敗だとは思っていません。では私は何につまずいたのでしょうか。

　　それは、Dさんの思いや考えを知ろうとしなかったことです。その思いや考えが、Dさんの行動の選択・決定にどう影響しているかをわかっていなかった。Dさんは「私はどうしたらいいですか？　何をしたらいいですか？」という質問を繰り返していましたが、そういう質問をするのには、背景や意図があったはずです。それを確認せずに、私はEさんに自律を押し付けていたと感じます。

提案その四

4. 今ならば「自律性の回復」に焦点を当て、柔軟に進める

　　今でも自己決定や自己選択は大切だと思っていますし、それを利用者さんに伝え続けています。ですが今ならばその前に、「ご本人が自己決定や自己選択をすることを、そもそもどのように感じているか」を聞くと思います。そしてもし「管理」を望むのであれば、その理由を聞き、どの部分を管理してほしいと考えているのかを詳細に聞いて、やりとりすると思います。

　　管理してほしいと考えている部分は、もしかするとご本人がうまくやれないと感じていたり、症状が影響してコントロールできにくい部分なのかもしれません。

　　だとすれば、「自律性」と称していきなりすべてをその人に押し付けるのではなく、「自律性を回復」させることに焦点を当て、もっと柔軟に言葉のやりとりをするだろうと思うのです。

壁4 こんな手もある

進あすか

提案その一

状況 「薬は飲めていますか？」「はい」という会話を続けていた。

🖐 「薬を飲んで、今の状態はどうですか？」と聞けば管理になりません

木下さんは当初、「薬は飲めていますか・飲んでいますか」と聞いていた、と書いてありますね。「訪問看護では管理をすればいいのだ」と思っていたのでそのような聞き方をしていた、とあります。

多くのスタッフが無意識のうちにこの問いかけをしがちです。でもこういう聞き方をすると、「薬は飲まなければいけない」という前提のもと、「ちゃんと飲めていますか？ いませんか？」と問いただしているかのようになります。そのため利用者さんの答えは「はい」か「いいえ」になるし、そこで会話が終わってしまうのです。

これを、「薬を飲んで、今の状態はどうですか？」に代えたら、利用者さんはきっと、今自分が薬とどう付き合っているか、例えば「こんな副作用が出て」とか、「薬を飲んでいるからこんなことができるようになった」とか、「本当は飛ばし飛ばしにしか飲んでいない」とかを語ってくれるでしょう。

看護師は、自分は管理しているつもりはない、単に飲んでいるかいないかを聞きたいだけ、と思っていても、「できていますか？／やっていますか？」という聞き方をすると必ず管理の意味合いになります。言い方によって意味が変わってくるということを意識しておきましょう。

提案その二

状況 利用者は「何をしたらいいですか？」と言い、看護師は「利用者自身で考えて」と応じていた。

🖐 I メッセージ（私は〜）を使えば、押し付けにならずにこちらの考えを伝えられます

「自律性の回復」を目指すにあたっても、必要となるものの基本は利用者さんと

看護師の「関係性」です。

「関係性」があれば、例えば「考える」段階で認知にゆがみがあったとしても、「自分はそうは思わないけど、そんな考え方もあるんだ」と受け止めることができる。自分が思いつかなかったことでも、知らないことでも、受け入れてみようかな、となるのは「関係性」があればこそです。

受け入れるというのは、物事が「正しい」かどうかではなく、「そういうふうに見る人がいるんだなと思える」ことです。

この事例でDさんは、「木下さんが決めて！」と言い、木下さんは「Dさんが自分で考えて」と応じています。ここで木下さんが「関係性」を使うとしたら、「僕はこう思うけど」というIメッセージを出していくことでしょうね。

Iメッセージというのは、例えば「僕は何をしたらいいんですか」と聞かれたら、「Dさんは普段はどうしてるの？　何かしたいこととかないんですか？　僕だったらこういうふうにしたいんだよね」といった「僕は〜」を入れる言い方のことです。

あるいは「決められるのが好きな人もいるし、絶対人に決めてほしくない人もいるよね。僕だったら〜だけど」と言うとか。あなたが受け入れる、受け入れないは別として、こういう見方をする人もいる、ということをIメッセージでなら表現できる。そうすればDさんも受け入れやすいのではと思います。

🖐 支援者が適切に自己開示することで、利用者が話せる場合もある

"お金を食事に回していないようだな、心配だな"と感じたら、木下さんから「お金がない時、僕はうどん生活になるんですよ」とか、「僕は最低限、お米だけは買ってるんですよ」とか言いながら、Dさんが今何にお金を使っているのかを聞いてみたり。そうした中で、「お金を豪快に使うDさんもいいけれど、僕なら、せめて最低限、食事だけは確保しておきたい」を伝えてみるとか。そうすれば食事ひとつ、いろんな方面から見ることで会話がつながっていきますよね。

また、「何をしたらいいんですか？」と聞かれたとき、「いつもは何してるんですか」と聞いたら、**Dさんも生活しているわけだから、必ず何かは出てくるはず**なんですよね。

その足がかりとして、木下さんが「僕、朝〇時頃にごはんを食べるんですけど、

Dさんは何時ぐらいに食べるんですか」と聞いたり、「僕、朝食を食べる派なんですけど、食べますか、食べませんか」とか聞けば、生活の中でのDさんの決まりがけっこうたくさん出てくるはずです。

さらに、例えば「僕、言ってなかったけど、だいたいテレビを観ながらご飯を食べたり、夜は、音楽を聴きながらゴロゴロしてるんですよ」と言ったりすると、「私もそうです」などと言ってくれるかもしれない。

✋ 「その人らしさ」「興味関心」を見つける方法

そうやって24時間の生活を聞いたら、次に**「その中でDさんが絶対したいこと、優先順位ってなんですか？」**と聞きます。生活だけを聞いていっても、喜びとか楽しみはDさんから出てきません。Dさんにも見えていないんです。ですので、声かけをしながら「Dさんの喜び＝Dさんらしさ」を知っていきます。

Dさんが興味関心を持っていることが生活の中のどこかにあるはずなんです。それを見つけて深掘りしていくと、「あ、そっか、私はこんなのが好きだったんだ」「こういうことに興味があるんだ」とDさんも気づいていく。そこから「だったらこれはやりたいな」というものが見つかる可能性もある。

Dさんの興味関心を探すときに1つヒントになるのは、**家の中にある、一見無駄に見える、必需品ではない物、自分の感覚とは違う、Dさんがあえて選んでいると思われる物**です。それについて話題にすると、Dさんらしさ、好み、喜びなどが見つかるとっかかりになることがあります。そういう視点で家の中の物を眺めてみるという手もあります（あんまりジロジロ見ると不快感を与えるので、さりげなく見る必要はありますが）。

ちなみに、こんなふうに「その人は何をすると喜びを感じるのか」を見つけるようなことがいちばん難しいのです。なぜならそれは人それぞれであり、人によって「普通」が違うのと、病気という要素が加わるので、どこまで支援するのかという点がからんでくるからです。

4

すべてを指示してもらいたがるので、「それはあなたが決めること」と伝え続けた結果、入院になった人

提案その三

状況 「入院になったのはあなたが管理しなかったから」と利用者に言われた。

✋ それは「必要な支援をしてほしかった」という意味のはずです

Dさんは「あなたが管理しなかったからこうなった」と言ったとのことですが、このセリフで言いたかったのは、**「私にとって必要な支援をしてほしかった」**だと思いました。

では必要な支援とは何でしょう。それは**「その人の病気の、どこがどのように生活に影響しているのかをアセスメントして、支援、看護をしていく」**ことでしょう。

この点、残念ながら木下さんはアセスメントがなく、聞かれたら毎回同じように「自分で考えて決めて」と言っていた。この言葉を返していればいいのであれば、どんな利用者にも同じ看護が成り立ってしまうことになるから、やっぱり違いますよね。

「その人の病気が、どこにどのように影響しているのか」というアセスメントがあって、初めて私たちは、いつ、どの時期に、どの言葉を使うのかを考えることができます。このアセスメントがなかったのが1つ大きなつまずきかなと思います。Dさんに関して言えば、遅くまで外出することやお金の使い方、睡眠状態が疾患に影響を受けているものなのか、あるいは逆に、疾患に影響を与えそうかどうか。そうしたアセスメントが必要だったと思います。

提案その四

状況 利用者の意図を確認せず、自律を押し付けていた。

✋ 自律にはいろいろな要素があります。「考える」が苦手だった場合……

「自律性の回復」はもちろん大事で、私たちはそれを目指していくのですが、少し分解して考える必要があります。

「自律性の回復」を、「自分で考え、選び、決定できる」という言葉にしてみると、「考える」だけでもその中に段階があることがわかります。

まず利用者さん自身が、情報・物事をどのように認知しているか、ですね。認知

次第で考えることは違ってきます。精神疾患があろうがなかろうが、人間は認知に偏りがありますので（白黒志向、部分的焦点づけなど）、Dさんのそれを知る必要があります。

　次にそのようにして持っている認知の上に、Dさんがどのように言語化し、行動を決定しているのかを確認します。それによりDさんの日々の行動パターンを知ることができます。

　ちなみに「偏り」が個性の範囲を超えて「ゆがみ」にまでなっていると、それに基づいて行動すれば社会的に支障を来します。でも「ゆがみ」に気づいて、他の人に意見を聞いたり、自分の中でもう1回考え直してみることをすれば、行動が変わりますよね。それで社会的に支障が生じなかったら、「ゆがみ」じゃなくて「偏り」（個性）になる、そうなれば問題なしだと私は思っています。

🖐 自律にはいろいろな要素があります。「選ぶ」「行動する」が苦手だった場合……

　「選ぶ」が苦手な人もいます。Aという選択をしたらその先どうなるのか。Bという選択をしたらその先どうなるのか。それぞれの選択に対するメリット、デメリットをイメージした上で、これ、と決めるのが普通ですが、経験が少ないと、選んだ先がイメージできない。なんならAという選択肢しか思いつかない。ということで、「選ぶ」段階で止まっているのかもしれない。

　「行動する」が苦手な人もいます。「思いはあっても次に進まないんだよ～」とか、「行動の仕方がわからないんだよ～」とか、いろいろな場合があります。

　そう考えると、その人の「自律性の回復」がどこで足踏みしているのか、病気がどこにどのように影響しているのか、それをアセスメントすることが、めちゃくちゃ難しいけれど、大事だとわかります。

> # 壁 5
> ## 「リストカット」「オーバードーズ」以外に
> ## 気持ちを紛らわす方法が見つからず、
> ## 救急搬送になった人
> 〈ボーダーラインパーソナリティ症、20代女性／最終的には、入院により中断〉事例提供：木下将太郎

病院に付属する訪問看護ステーションに勤務していたときのことです。

Eさんはボーダーラインパーソナリティ症の診断を受けており、リストカットや OD（オーバードーズ）を繰り返す人でした。

リストカットをする理由を聞いてみると、「一瞬だけど嫌な気持ちがすっきりする。危ないところまではしようとは思っていない」と言います。ODについても「やばい量（死に至る量）は知っているから、そこまではしない」と話していました。

1. WRAPを基に利用者主体の看護計画を作成

ちょうどその頃、私はWRAP（元気回復行動プラン）の考え方に出会い、興味を持って学び始めていました。WRAPの考え方に照らせば、EさんのリストカットやODは、他に対処法がなく、今のEさん自身で行える「元気に役立つ道具箱なのでは」と思いました。

またその頃私は、「利用者主体の看護計画」をどうやったら実践していけるのかと悩んでいました。そこで私はEさんにWRAPの考え方を話し、Eさん主体の看護計画を作ってみたいと伝えました。Eさんは前向きに取り組んでみたいと答えてくれました。

看護計画を一緒に作ってみると、長期目標は「死なない」。短期目標は「気持ちを

提案その一▶ 紛らわすための方法として、リストカットやODじゃないものを見つける」となりました。

日々の訪問では、短期目標を実現するために「リストカットやODをしたい気持ちが出てきたときに、どんなことができるのか話し合う。考えてみた行動に取り組んでみる」といったことも計画に入れました。

2. 代替案が出てこない

　　そこで実際、訪問中に「リストカットやOD以外に何ができそうか？」を話し合いましたが、「思い当たらない」「どうしたらいいかわかんないよ。今までそんな気持ちが出てきたときは、リストカットしたり薬を飲んだりすることしかしたことない」と、なかなかEさんから代替方法は出てきませんでした。

　　私から、好きなミュージシャンの音楽を聴くことや、ODの代わりに飴を舐めてみるなど、代替行動を提案したのですが、Eさんはなかなか試さず、リストカットとODが繰り返されていました。そこで苦肉の策ではありますが、「リストカット何回までOK」「薬は何錠までならOK」といった項目を看護計画に記載していました。

3.「危ない行動をやめさせるのが看護じゃないのか！」と言われて

　　ある日、Eさんが救急外来へ搬送されました。私はEさんがどのような状態なのかを確認し、主治医へ近況報告するために空いた時間に外来に行きました。そこにEさんの友人がいて、私を見るなり「これが看護なのか！ こんな危ない行動はやめさせるのが看護師じゃないのか！」とEさんの看護計画を手に私に詰め寄ってきたのです。

　　その友人いわく、Eさんと一緒にお酒を飲んでいたが、急に泣き出してリストカットをしようとした。友人がそれを止めたら、看護計画を持ち出し、「何錠までならいいんだ」と言ってODをしたとのことでした。Eさんは酩酊状態でODしたため意識は朦朧としていましたが、服薬量も多くなく、命に別状はないということで私は安心していましたが、友人から私への批判はしばらく続きました。

4. "道具"を使った効果を振り返っていなかった

　　私はEさんにWRAPのことを伝えたあと、「元気に役立つ道具箱」として今使っている行動（リストカットやOD）をピックアップし、看護計画に入れました。そのこと自体は失敗だとは考えていません。

　　しかし、リストカットやOD（道具）を使ったあとの効果を振り返ることをしていなかったなと思います。「それを使ったら自分自身がいい感じに戻れたと思えたのか？」という振り返りが必要だったということです。また、「"道具"を使うタイ

ミングはいつがいいのか？」（人前ではやらない、など）も振り返る必要がありました。それらをせずに支援が続いていたことが失敗だったと思います。

リストカットやODなど、自身の健康に危害が及ぶ危険性がある方法を、「元気に役立つ道具箱」として選択する人はいます。私自身も、明らかに自分が不利益になることがわかっている行動（タバコやパチンコなど）が道具箱に入っていることがありました。

けれど、その道具を使ったあとに、「本当に自分が望む結果になっていただろうか？」「なりたい自分、ありたい自分につながっているだろうか？」と振り返ることで、その道具を使うタイミングを限定したりすることはできます。また、やっぱりそれが「望む結果になっていない」とわかったならば、「元気に役立つ道具箱リスト」に「避けたほうがいい行動」として、理由も添えてピックアップしておくことはできます。

提案その二 Eさんとのやりとりにおいても、やってみてどうだったか（効果）の話をもっと深めていれば、危険が及ぶ可能性が高い行動から離れていけたのではないかと、今の私は考えています。

壁5 こんな手もある

進あすか

> **提案その一**

状況 短期目標を「リストカットやODじゃないものを見つける」にした。

✋「これまでなかったもの」を見つけるのは難しい

　木下さんはWRAPの考え方を基に、EさんにとってリストカットやODは「元気に役立つ道具箱」の1つなのだと考え、それらを否定せずに看護計画を作成しようとしたんですね。

　それはよいのですが、そのあと短期目標を、「気持ちを紛らわすための方法として、リストカットやODじゃないものを見つける」にしたところが惜しいと思います。

　なぜなら「〜でないものを見つける」というのは、「これまでなかったものを見つけようとする」ことなので、難しいんです。「リストカットやOD以外に何ができそうか?」とEさんに何度聞いても「思い当たらない」になってしまったのは、そのためですね。

✋無意識にやっている行動を「見える化」してみる

　では、以下のように発想を変えたらどうなるでしょう。**「Eさんは、リストカットやODをしていないときは、無意識のうちに何かの方法で対処しているはずだ」**と。ODをやらずに済んでいるときは、その前のモヤモヤしたタイミングで、意識せずに別の何かをしているはずなんです。

　そういうときの行動を探して「見える化」するのです。聞き方としては、こんなふうに。

　「昨日もリストカットしました? ODしました?」。Eさんが「してない」と言ったら、「何をして過ごしていましたか?」。こう聞けば、Eさんは「これしてた」「あれしてた」と教えてくれると思うので、「それは意識してやっていたこと? それと

053

も無意識で？」と聞きます。

✋「見える化」した対処を、今度は意識的に
やってみる

そのように質問して、「そういえば、これやってるわ」というものが出てきたら、それがうまく機能しているかどうかは別として、リストに書いて「見える化」します。例えば誰かに電話するとか、早めに寝るとか、絵を描いて没頭するとか。とにかく普段やっているものを書きます。

新しいことを見つけて取り組むのはすごくエネルギーがいるし、生活にいつもやっていないことをプラスアルファするのって大変じゃないですか。でも、普段からやっていることなら「それだったらやってみようかな」と思えることもあります。

次は、リストの中のものを意識的にやってみるのですが、これを「どの時期にやるか」が大事で、「わ〜っ、もうODじゃないとダメ〜！」と切迫したときでは遅いので、その前のモヤモヤしているときに行う必要があります。

そのようにして、行ってみてどうだったかを、丸とかバツとかひとことコメントを書くなどして、記録しておいてもらうようにします。

提案その二

〰〰〰〰〰〰〰〰〰〰〰〰〰〰〰〰〰〰〰〰〰〰〰〰〰〰〰〰〰〰〰

状況 道具箱を使ったあとの効果を話し合っておけばよかったのか、と悩んでいる。

✋ 揺れることを想定内にし、準備しておく

木下さんは、道具箱を使ったあとの効果の話を深めるべきだったと考察していて、それもあったと思いますが、もう1つの手として「リストカットする前」を振り返り、きっかけとなる出来事を特定し、次のために準備することもできると思います。

ご本人はいっぱいいっぱいになって余裕がなくなると、リストカットやODを優先的な対処法として選んでしまいやすいと思うんです。

余裕がない、というのはエネルギーの配分がうまくいっていない状態、とも言えますよね。考えるのもエネルギー、動くのもエネルギー。いろんなことにエネルギーを使うけれど、そのうちの何を減らすかです。

人は想定外のことがあると、しんどくなります。でも、訪問看護を続けているうち、「Eさんはどうも、こういうときに調子が悪くなる」というものが経験的に見えてきますよね。例えば、「人からアドバイスされると急にしんどくなる」など。それは頭の中で「自分はこの人より劣っているから言われるんだ」と感じ、それをグルグルと考えてエネルギーを使ってしまったりするからです。

そういうときに訪問看護を活用して整理するのです。Eさんと関係を築いている木下さんが、Iメッセージを使って、「相手はこういうふうに考えて言ったのかもって、僕は思いますけど……」と言えば、「あぁ確かにそうかもしれない」と思えたり、Eさんの思考の癖が見えてきたりするかもしれません。

そうしたら、次に新しい人と会う前に、訪問看護を使って、「また人と会うから揺れるかもしれないですね。**でも、それはわかっていることだから、想定内ですね**」という話をしておく。**そうして、気持ちがモヤモヤした場合に何をするかのリストも確認しておく。**

これをせずに人と出会うと、いきなりネガティブな感情が襲ってきて「リストカットするしかない」まで行くけれど、揺れることが想定内になると、準備ができ、自分がちゃんとコントロールできている感覚になれます。

準備というと面倒くさいように思うけれど、生活を長期・短期で組み立てていくことなので、みんな、無意識に頭の中でしているはずなんです。それを訪問看護の中で「見える化」してやっていくということです。

「あなたの対処なんだね」と認めたあとに、「そのエネルギーを違う方向に向けよう」と言う

もう1つ焦点を当ててほしいことがあります。それは「ODやリストカットをしてやり過ごそうとしている、本人の思い」です。

木下さんは、「リストカットやODは、その人なりの対処なんだ」と心の中では思っているけれど、この文章からは、それを本人と言葉で共有していないように見えます。

ここで木下さんには、改めて**「この対処をするEさんの思い」を言葉にして共有してほしい**のです。例えばこんなふうに。「リストカットやODって、あなたはど

うにかしたいと思っているし、どうにかして病気と付き合っていくっていう思いが
あるからやっているんだよね」と。このように言ったら、おそらく本人は、あぁ、
わかってくれたと思い、「そうだ」と言うでしょう。

　本人の思いを言葉にして共有することがすごく大切なんです。なぜかというと、
次のステップに行くために必要になるからです。

　次にこう言います。「あなたにはその思いがあるのはわかりました。でも、せっ
かくエネルギーがあるのに、自分自身が"いい感じになりたい"というところにつ
ながらないのだったら、もったいないよね。ちょっと違う方向にエネルギーを向け
てみようよ」と。

　このポイントは、**いったん「これはあなたの対処なんだね」と認め、共有した上
で、「そのエネルギーを違う方向に向けようよ」と提案する**点です。

　「リストカットはダメ」と気持ちに蓋をしても本人は動けなくなりますし、はた
また、「これまでなかったエネルギーを出して新しくこれをやってみようよ」と提案
しても無理なんです。ないものは出せないんです。

　けれども、先ほどの言い方であれば、エネルギーの向け先を変えるだけなので、
本人も動けるはずなのです。

経験の伝承
（進あすか）

先輩の言葉を「自分だったらどう言うか」と考えてみる

　新人さんは、すでに利用者さんと関係性ができた上で看護を提供している先輩の姿を見て、それをいきなり真似しようとしてつまずくことがあります。

　先輩がうまくいっているのは、利用者さんとの「関係性」ができていて、その上で「ニーズに沿った専門性」を発揮しているからです。ですから日が浅くて関係性が築けていない新人さんが、先輩と同じように振る舞おうしても同じようにはいかないのです。

　では、新人さんは何から始めればよいでしょう。

　先輩と同行訪問に出かけると、先輩は利用者さんごとにいろいろな言葉、態度を使い分けていると思いますが、何かのメッセージを伝えようとしていることがありますよね。

　例えば「あなたの自己決定を尊重していますよ」とか「私は見捨てませんよ」とか。

　それを、新人の自分だったらどういう言葉、態度で伝えられるだろうとシミュレーションしてみましょう。これが、あなたの会話の幅を広げる訓練になるでしょう。

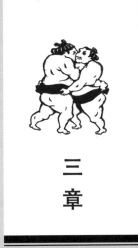

三章

激しい感情を露わに突然攻撃してくる

この章の事例2つに出てくる利用者は、ある時点までは穏便に思えていたのに、
突然、感情を露わに攻撃してきたように見えます。
あまりに激しく責め立てられた支援者は、恐怖を感じ、立ちすくみ、そのあとで悩みます。
しかしこれらの事例をよく分析してみると、やはり利用者の側に、
感情を露わにするなんらかの理由があったことが見えてきます。
利用者の「怒り」をどのように捉え、どう考えていけばよいのか。そのヒントになる事例です。

壁 6
人を試し、失望すると激昂し、
支援者を拒否する人

〈双極症、60代前半男性／最終的には、筆者の訪問を拒否〉　　　　事例提供：坂本岳之

病院が母体の訪問看護で勤務していたときのエピソードです。

担当になったFさんは、精神科の診断は双極症で、身体科の診断は肝機能障害など複数の疾患が挙がっていました。事前に「アルコール依存症の可能性あり」「ボーダーラインパーソナリティ症の可能性あり」「女性スタッフに対するセクハラ問題あり」などの情報を受けていたため、非常に警戒しながら訪問を開始しました。

1. ある日、いきなりの罵声

提案その一　複数訪問や単独訪問を繰り返し、雑談や身体症状の訴えなどを傾聴する関わりが続き、3か月ほど経ったある日。突然Fさんは怒り出しました。「ずっと思っていたけど、お前のコミュニケーションは古いんだよ！」「お前の髪型が親に似ていてムカつく！」など、突如大声を出し、攻撃的な言動を向けてきました。これまでは普通だったのに、なぜいきなり怒るのか理解できませんでした。僕に対する不満が一気に爆発しているのはわかりましたが、その日までそんな素振りは見られなかったので、何に対して怒っているのかつかめず、混乱しました。

僕は直接的に人から怒りを表出される経験が少なかったため、怒鳴られることに対してとても怖く感じ、手が震えました。冷静に対応しようと、Fさんの怒りが鎮まるように共感と傾聴を行いましたが怒りは治まる気配がなく、最後には「もう二度と来るな！」と言われ、訪問を終えました。

事業所に戻り訪問での様子をスタッフに共有すると、次回からFさんの所に行かなくてよいと言われ、担当が変更になりました。僕は正直言えば、今後、どのようにFさんに対応していいかわからないと思っていましたし、次に訪問に行くのは怖いなあと感じていましたので、事業所がそのように判断してくれたことに安堵しました。

2. 身体知識の不足を突かれた

　　他のスタッフが次にFさんの訪問に行った際に、僕の訪問時になぜ怒りを表出したのか、理由を聞きました。するとFさんは、「肝臓が悪いんだよね。左のお腹が痛いんだ。俺はあえて肝臓とは逆側のお腹が痛いと伝えたのに、坂本さんが気づかずに話を進めた。その医療知識不足に失望した」と話したそうです。

提案その二 ▶

　　それを聞き、怒った理由には妙に納得しました。僕はもともと身体的な知識に関して自信がなく、だからFさんが身体症状への不安を口にしたときは、不安に共感したあとに、「主治医にはどう対処するように言われていますか？」と返答することが多く、自分でも逃げた対応しているなと思っていたからです。「バレてたのか！」と図星を突かれたように思いました。

3. 自分も怒りを感じていたことに気づく

　　この経験を、看護師をしている妻に話したところ、妻は僕に対して「肝臓の位置がわからないなんてありえない！　看護師としてどうかと思う！」とあきれ顔でしたが、Fさんの態度に対しても、「そんな試すようなことをしているから人が離れていくんだよ、自業自得！」と怒っていました。

　　妻の怒りを聞き、僕は自分もコミュニケーションや容姿を全否定されたことに対して、実は怒りを感じていたことに気づきました。妻が怒ってくれたことで少し気が楽になったのだと思います。と同時に、Fさんに対してもっとできることがあったのではないか、という気持ちが生まれてきました。

　　けれども、そのあと自分から「Fさんをまた訪問したい」とまでは言えず、訪問看護ステーションから病院へと配属が変わったため、怒りを表出された訪問を最後に、Fさんとは二度と会うことはありませんでした。

4. 僕が自分の感情をちゃんと伝えていたら……

　　のちに、Fさんは何らかの理由で別の病院に入院し、訪問看護での関わりは終了したと聞きました。それを聞いたとき、僕の中にさまざまな思いが湧いてきました。

　　Fさんが怒ったその背景には、孤独や、人も自分も信じられないという気持ちがあったのかもしれない。人とつながることが怖いから、人を自分から突き放そうとしていたのかもしれない。実際、そうやって今までほとんどの人がFさんから離れ

てきたし、訪問看護ステーションのスタッフも、そして僕自身も彼から距離を置きたいという気持ちになった。けれどもそれは、Fさんが本当に求めていたことではないだろう。アルコールに逃げ、人から距離を取ろうとするその根底には、実は人とつながりたいという深い願望があったのかもしれない……。

提案その三

提案その四

　どれも想像でしかありませんが、もし、僕がFさんの訪問に戻り、Fさんを思ってちゃんと怒ったり、自分の感情を伝えることができていたなら、何かが変わったかもしれない……。そう思ったのです。

壁6 こんな手もある

進あすか

提案その一

状況 利用者に「お前のコミュニケーションは古い！」と怒鳴られた。

✋「怒り」の裏に「期待」あり。「この人は私に何を期待しているのだろう」と考えてみよう

　訪問したらいきなり怒り始めて罵声を浴びせられましたよね。「お前のコミュニケーションは古いんだよ！」「お前の髪型が親に似ていてムカつく！」と。

　ここでFさんが伝えたいのは、「ムカつく」という感情がある、ということ。そして「コミュニケーションが古い」というのは、「お前にはうまく伝わらないんだよ。コミュニケーションをちゃんとやってくれよ」という不満があるということでしょうね。

　人が「怒る」ときは、その裏に「～してほしい」という「希望（期待）」があるのです（ちなみに「怒り」というのは二次感情なので、その根っこには一次感情として「悲しみ」「苦しみ」「寂しさ」などの感情があります）。

　だから「怒り」として表出されてきた場合は、**「何かの期待があるのにそうならないから怒っているんだな。じゃあこの人は私に何を期待しているのだろう」**というふうに考えていくことをお勧めします。

　多くのスタッフは、利用者から怒鳴られるようなことがあると、すぐに「どうやってなだめようか」とか、「どうやって自分たちが変わろうか」という発想になり、表面上のやりとりをしたがります。でも重要なのは、**「その経験をどのように利用者とステーションが活かし、共有するか」**なんです。

　ネガティブな案件に遭遇したときは、「その裏側に期待がある」という部分にちゃんと戻ってほしいのです。

　今回のFさんも、他のスタッフに「あの出来事で俺は、坂本に対して怒りが湧いてきたんだ」ということはきちんと伝えられたわけです。ということは、Fさんとしては、「僕はこれが嫌だったんだ。こういうところで自分は怒りやすいから、こうしてほしいんだ」という希望をスタッフと共有していることになるのですよね。

　利用者さんが不満を言ってきた時は、利用者さんが自分の思い・希望を述べてい

るメッセージなのかもしれない、と受け取るようにしてみてほしいのです。そのように思えばこそ、次につながるんですよね。

提案その二

状況 身体のことが苦手だったので、「主治医は何て言っていますか?」を繰り返していた。

✋ 知識不足に失望したのではなく、逃げの姿勢に怒ったのではないか

　坂本さんは怒りを向けられたとき、「身体に関する医療知識不足がバレた。そのことにFさんは失望したのだろう」と書いているのですが、私は違うんじゃないかと思いました。知識がないことではなく、**逃げた対応をしている、その姿勢に怒った**のだろうと思います。

　だって、例えば医師が何かを見逃して「いやぁ、僕内科なんで、外科のことはわかりません」って言ったら怒ります? 科が違えば見逃すこともあるなって思うじゃないですか。

　だからFさんは身体の医療知識の不足に失望したのではなく、Fさんのいろいろな訴えに対して、「主治医にはどう対処するように言われていますか?」と毎回さら～っと返す、坂本さんのその逃げた姿勢に対して反応したのだと思います。坂本さんが「これは自分苦手だから、訴えられても自分は何もできないし」と思って逃げたり、他人に任せようとする。それらにFさんは、**自分に対して興味を持って向き合う姿勢が感じられなかった**んだと思います。

　Fさんとしては、ずっと坂本さんに肩透かしをくらっているような状況があり、最後の賭けのような形で肝臓の話をしたのではないかなと想像します。肝臓の位置を逆に言ったのは、罠にかけようとしたのではなく、坂本さんの姿勢を信じるための確認だったように見えます。この人はちゃんと自分に向き合ってくれる人なのか、信用できる人なのかってね。だからFさんは、坂本さんを信じたいと思って向き合っていた、とも言える。

　坂本さんは、Fさんが「人とつながることが怖いから、自分から突き放そうとしたのかもしれない」とも考察しているのですが、そこも私の解釈とは違って、いやいや頑張って確認しようとしてたじゃないか、と思うんです。本人さんなりに、な

ぜ今そういう行動しているのかを**本人さん側から振り返る**ということをやってみてほしいと思いました。

✋ S（患者さんの主観的）情報だけでなくO（客観的）情報を確認したい

じゃあ、身体に対して苦手意識を持っている坂本さんが、身体に関する訴えを聞いた場合に、どんな対応ができたでしょう。

Fさんが「肝臓が悪いんだよね、左のお腹が痛いんだ」と、あえて肝臓とは逆側の痛みを訴えたとしても、坂本さんが「どんなふうに痛いの？ ちょっと見せて」と聞いたら、Fさんは「しくしく痛いんだ」とか「キリキリ痛いんだ」とか言ってくれますよね。そのとき、「普段はどんなふう？ ちょっと僕、肝臓とか苦手だから、あなたの病気のことをここで一緒に調べてみようか」と言って調べたら、「肝臓って左じゃないじゃん！」みたいなことがわかるわけですよね。

そういうやりとりをしたり、坂本さんが肝臓の位置がわからなかったことに対しては、きっとFさんは怒らない。肝臓が痛いと言いながら、左に痛みを訴える人がいても別におかしくないですからね。だって肝臓ではない臓器に病気が隠れている可能性もありますから。そうしたら「あれ、さっき左って言ってなかった？ 肝臓って右だよねえ。もしかしたら左にも痛みがあるってこと？」とかって聞きながら、状態を確認していけばいい。

利用者さんが訴えるS（主観的）情報に対して、O（客観的）情報はどうなのかを丁寧に見ていったらよかった。

提案その三 ▶

> **状況** 「アルコールに逃げ、人から距離を取ろうとする人だから怒鳴ったのかも」と考察した。

✋ 「そのままで尊重する敬意」があるか？ こちらの「あり方」を確認しよう

坂本さんが提供してくれた事例（壁1）もそうなんですが、根底に「〜べき」思想があるように感じたのです。

なぜそう思うかというと、Fさんに対しても「アルコールに逃げ、人から距離を取ろうとするその根底には」と書いてある文章からそれを感じます。つまり坂本さんはFさんが「アルコールに逃げるべきではないし、人から距離を取るべきではない」と思っているのだなということがわかるのです。

　坂本さんは「アルコールに"逃げ"た」と言う。でもこれを、アルコールを飲むのはFさんなりの"対処"なのかもしれないと思ったら、こういう書き方にならないのですよね。

　なぜこういう「〜べき」思考が強まっているかというと、いちばん初めの情報として、Fさんにはアルコール依存症、ボーダーラインパーソナリティ症の可能性があって、セクハラ問題もあるし、非常に警戒をしないといけないというところから始まっているから、振り返りをするときにも、Gさんを1人の人としてリスペクトするというのがちょっと薄いように感じるのです。

　「リスペクト」って、日本人は、「素晴らしいから尊敬する」という意味で使いますが、本当の意味は、相手がすごいかどうかは関係なく、「その人そのものが持っている価値に対する敬意」なんです。「その人がそこにいるだけできちんと尊重する」といった意味合いなんです。

　私がいつもスタッフに"あり方"と言うのは、このことなんです。

　時に、「あなたはこうすべき」を前面に出して利用者に向かっていくスタッフがいます。もちろん熱心で、勉強していて、利用者さんのことを思っているからこそなんですが、でもその前にちゃんと相手を「そのままで尊重するという敬意」がないと、どれだけ専門性があってもうまくいくわけがない、と思うのです。

提案その四 ～～～～～～～～～～～～～～～～～～～～～～～～

状況 「自分が感情を伝えたら、何か変えられたかもしれない」と考察した。

✋ Iメッセージで気持ちを伝えるのはアリだが、それで「人を変えよう」とするのは違う

　いろいろダメ出しばかりで申し訳ないけれど、坂本さんは、「もし、僕がFさんの訪問に戻り、Fさんを思ってちゃんと怒ったり、自分の感情を伝えることができていたなら、何かが変わったかもしれない」と考察しているのですが、これも疑問だなあと思いました。

なぜなら、先ほども言ったように、「相手が変わるべき」を前提にしていて、「相手を変える」ために僕は向き合う、になっているから。

人は変えられないんです。自分のことを変えようとする人を受け入れられると思いますか。

坂本さんが相手に向き合うのはよいのです。その時は、**「自分自身が怖かった」とか、「自分は不快だった」とIメッセージの形で言葉を伝える**ようにします。それをやったならば、「結果として」何かが変わったかもしれない。でもそれは、「変えるために言う」のとは違うということです。

✋「逃げる」と「押し付ける」は一緒

ここからは想像になります。

坂本さんは身体のほうは「主治医はどう言っているんですか」と当たり障りのない表面的な会話に終始していたと書いていますが、一方、精神については、押し付けの行動になっていたのではないかと想像するんです。例えば「あなたがこういうふうになるためにはこうすべきですよね。双極症にお付き合いできるようになるためにはこうならないといけないですよね」、みたいに知識を前面に押し出して。

なぜそう想像したかというと、もし**精神のほうで関係性を深めることができていたら**、身体の話に坂本さんがさらっと対応したら、「坂本さん、精神の時は話を深めてくれるのに、身体の時は深めてくれないね」と、利用者さんが質問するか抗議する形になり、**いきなり爆発ということにはならない**と思うからです。

逃げと押し付けは一緒。出し方が違うだけで、同じことをやっているのです。

Fさんは、自分にきちんと向き合ってくれていない、自分のことを知ろうとしてくれていない、深めていこうという姿勢がなかったことに対して怒っていた。受け入れられている、という感覚があったらFさんはムカつかないだろう、と思うのです。

> ## 壁 7
> # 発言を悪意に受け取り、支援者を非難。
> # 聞く耳を持たない人
>
> 〈統合失調症、覚せい剤使用、40代後半男性／最終的には、契約終了〉　　　事例提供：崔明玉

1. 導入時面接では「チームだね」と嬉しそうだったが

　　Gさん、男性、40代後半、統合失調症。覚せい剤の使用で幻覚妄想が悪化し、措置入院となりました。退院にあたり訪問看護を導入したほうがよいという主治医の意向で、当ステーションに連絡が入り、入院中のGさんの所へ訪問看護導入のために面接にうかがいました。

　　Gさんの印象は、「妄想体験を熱心に語る人」でした。Gさんは「統合失調症と言われてもわからない」「訪問看護は違法薬物の監視役だと先生に言われたけど、"女悪魔リリス"（幻覚妄想）と闘うために僕は必要だと思う」と話したので、訪問の目的をどのように落とし込むかに迷いました。 ◀ 提案その一

　　そんな中、Gさんが「調子が悪くなると周囲に当たり散らす自分になってしまう」と話したため、「これだ！」と思い、「訪問看護で周囲に当たり散らす前の早期兆候を見つける」という目標を提案しました。

　　さらに「統合失調症が"悪さ"をしているだけで、Gさんが悪いわけではない。だから、統合失調症についても一緒に学びませんか」と伝えると、Gさんは「訪問看護は悪さをする女悪魔リリスを退治するチームだね」と嬉しそうに話し、契約を希望しました。

2. 数日後、契約のためにうかがうと様子が一変

　　数日後、無事に退院され、Gさん宅へ契約に行ったときのことです。まずは前回の面接で話したことを想起しようと考え、私は「（訪問看護は）違法薬物の監視役とおっしゃっていましたね」と切り出しました。 ◀ 提案その二

　　するとGさんの様子が一変します。「違う！ それは医者が言ったんでしょ。ちゃ ◀ 提案その三

んと記憶しておけよ。いったい何年看護師やってんの？ 経験浅いでしょ？」と口調が強まりました。

私はびっくりし、言葉が出ませんでした。"Gさんってこんな感じなの？ 先が思いやられるわ……"と憂うつな気分にもなりました。そして何よりも怖く感じました。

しかし、確かにGさんの言う通りで、Gさんが「監視役」と言ったことは確かですが、「監視役」は主治医の思いであり、Gさんの思いではありません。

「とにかく契約を進めなくっちゃ」と思い、私は動揺を隠しながらも平静を装い契約書の説明に進みました。

私は普段から、契約の書類で大事な箇所に赤線を引いたり文字を丸で囲むようにしています。契約書にはたくさんの文字があるため、ポイントを強調し、相手の記憶に残りやすくするための工夫です。「それなに？ なんでマーキングしてんの？ おかしいでしょ」。Gさんの強い口調に、再び私は萎縮します。

> **提案その四**

そのあとも「これはおかしい」と、私を非難したり罵倒するような言葉が続きました。至近距離で指を差されると、Gさんに攻撃を受けているようにも感じ、私はすっかり気落ちしました。

---

3. また支援が切れてしまうかもという懸念

Gさんは以前、「事実と違うことを報告された。調べもしないで決めつけた」と言って、利用していた訪問看護を打ち切った経緯があります。自分の思っていることと相手の反応が違うと感じたときに、そのズレを自分の中でうまく処理できず、相手が悪意を持ってそうしているのだと考え、感情が高ぶります。そして相手を攻撃し、修正を迫ることで自分の身を守ろうとするのだと考えます。

以前の訪問スタッフと起こっていたことが、今まさに私とのあいだでも起こっており、私はGさんの受けたい支援が再び中断されることを懸念しました。

Gさんに対して恐怖心もありましたし、尻込みしそうにもなりましたが、「自分の役割」を考え、なんとか自分を律しました。「人と人は価値観の違いですれ違うことがあります。あれっ、と思ったら、今日のようにおっしゃってください。そのつどお互いの思いを確認し合いましょう」。訪問の終了間際にそっとそう伝えると、Gさんは静かに聞いていたので、「なんとかなった」と思いました。

4.「契約を切る」と言われ、作戦を立てて臨むが

　それからしばらくしてからです。スタッフから次のような報告を受けました。G さんが報告書に書かれた内容を見て「なぜ同じ言葉を2回使うのか、悪意を感じる。契約を切る」と言ってきたというのです。

　報告書を書いたのは私です。私の中で契約時に感じた緊張と恐怖と……複雑な感情がよみがえります。「導入面接はうまくいったのに、どうして……私に落ち度があったんだろうか……私のせいで契約を切られるなんて、他のスタッフに対して顔が立たない。恥ずかしい。できればこの事態から逃げたい……」。それがとっさに感じたことでした。「いやいや、逃げてはいけない。何が起こっているか冷静に考えて、準備をすれば大丈夫」、そう言い聞かせました。

提案その五

　スタッフや上司に相談をする中で、私の気持ちも整い、「よし、これで行ってみよう、きっとGさんにも伝わるはずだ」と切り替えました。作戦はこうです。

　「Gさんは"訪問看護は女悪魔リリスを退治するチーム"と捉えていたためそれを活用する」「悪意と感じた事実があることを受け止める」「契約を打ち切ることはGさんが本当に望んでいることではなく、女悪魔リリスを退治するチームになっていきたいというのが本当の望みだと思う」「チームになる過程では、相手に対して嫌だなと思うことはある。それを乗り越えてこそチームになれると思っている」。そのように思いを伝えることに決めました。

5. 聞く耳を持たない相手に心が折れてしまった

　しかしそれを実際にGさんに伝えたところ、「あんたがそれ（チームになること）を破ってるんじゃん」「ほら今ニヤけた。明確な悪意を感じる」との反応で、全く私の言葉は通じません。そのとき私の心は折れてしまいました。

　そのあと、Gさんは保健師に「訪問看護に不満がある」と話し、ステーションを変えると言い出します。一方で私以外のスタッフの訪問では「大きく関係はくずれていない」「またお世話になるかもしれない」と話していたようです。

　ただ、主治医は土日も訪問が可能なステーションが良いと判断したとのことで、Gさんの思いとは別に、結局別のステーションへと移行することになりました。

6. この「しくじり感」はどこからくるのか

　Gさんは一度「契約を切る」と言いましたが、それ以降の訪問での言葉を聞くと、完全に契約を切ろうとしていたわけではなさそうです。

　結果的に別の訪問看護ステーションへ移行にはなりましたが、いったん嫌だと思っても関係を継続していく、関係を進めていこうとするGさんがいましたので、Gさんにとって今回のことは、「嫌だと思った相手と関係を切らずに継続していく」体験になったように思います。

　私のほうでも、「あなたに向き合う気持ちがある」「あなたの本心はここだよね」と声をかけ、Gさんが考え直せるよう働きかけたことは、Gさんの心に届いたのではないかと思います。

　そうなると、私の中に残るこの"しくじり感"はどこからくるのだろうという疑問が浮かびます。それはおそらく、自分が怖い思いをしたことでもなく、契約が切れたことでもなく、「Gさんと向き合う気持ちが折れてしまったこと」なのかもしれません。

　目の前で罵倒されても、「次はこうやってGさんに声をかけよう」と思えたときには、Gさんへの恐怖心はあっても、"なんとかやっていけるかもしれない"と先に思いを馳せることができていました。そのときには確実にGさんに向き合おうとする自分がいました。

　しかし再び罵倒されたとき、「このまま中断になってしまったほうが楽だ……」と感じた自分がいました。その気持ちを立て直すことができず、Gさんとの関係を継続していく気持ちが折れてしまったことで、この事例は私の傷つき体験として心に残り、この文章を書くに至ったのではないかと思います。

　相手と向き合い続ける気持ちさえ持っていれば、起こる出来事はすべて「（うまくいく未来のための）プロセス」と捉えることができます。しかし向き合う気持ちを失うと、起こる出来事が「（うまくいかない未来の）原因」となり、いつまでも心に残ってしまうのではないかと思います。

壁7 こんな手もある

進あすか

提案その一

状況 訪問看護の目的を利用者自身が言っているのに、別のところをピックアップした。

リリスがキーワードだったはずです

ちょっと厳しいことを書きますが、どうかお許しを。この事例は初めから対応がズレてしまっているなぁと思いました。

Gさん自身は「（自分は）統合失調症と言われてもわからない」「訪問看護は違法薬物の監視役だと先生に言われたけど、女悪魔リリスと闘うために僕は必要だと思う」と話しています。けれどそれを聞いた崔さんは、「訪問の目的をどのように落とし込むのかに迷いました」と書いている。

私ならここで迷わないです。訪問の目的はリリスです。Gさんにはリリスと闘い続けている状況があって、ずっとファイティングポーズなんですよ。それはしんどいはずですよね。私ならGさんに「リリスと闘わなきゃいけないって苦しくないですか？」「ず～っとですか？ 24時間？」のように、リリスとの闘いを中心に話を進めます。

しかし崔さんは、Gさんが「調子が悪くなると周囲に当たり散らす自分になってしまう」と話すのを聞いて、「これだ！」と思い、目標を「周囲に当たり散らす前の早期兆候を訪問看護で見つける」としたんですよね。Gさんが「周囲に当たり散らすようになる」ことと「リリス」との関係を全く聞いていない。「聞いてよ～！」ってすごく思いました。

Gさんの中では「リリス」がキーワードなんです。訪問看護の目的をGさん自身が言っているんです。「訪問看護はリリスと闘うために必要だ」と。 でも崔さんはあとから出てきた当たり障りのないところをピックアップしたわけです。ここが1個目のつまずきだと思いました。

Gさんは「統合失調症と言われてもわからない」と、「わからない」と言っているのに、「統合失調症についても一緒に学びませんか」と押し付けている。それに対してGさんは、「訪問看護は悪さをする女悪魔リリスを退治するチームだね」と嬉し

そうに話したと。

　ですからこの面接は、お互いの勘違いにより穏やかに進んだかに見えるんですが、実際の会話はほとんど噛み合っていなかったのですよね。

提案その二

状況　「**訪問看護は違法薬物の監視役**」と言ってしまい、怒りをかった。

🖐「本人の言葉を使う」のが大原則です

　次に契約にうかがったとき、「Gさんは女悪魔リリスと闘うために訪問看護が必要だと思うと言ってましたね」と本人の言葉を使えばよいところを、「訪問看護は違法薬物の監視役って言ってましたね」と、医師の言葉を持ってきてしまった。

　だから1個目のつまずきとしてリリスを無視したことがここで響いてしまった、と思います。

　もし記録をちゃんと見て臨み、せめてそこに書いてある「調子が悪くなると周囲に当たり散らす自分になってしまうって言ってましたよね。そうならないために訪問看護を使おうって話してましたよね」と言っていたら、「それは言った」となったはずです。

提案その三

状況　急に口調を強め、激しい剣幕で怒り出した。

🖐「表現の仕方がそういう人。信頼できるかを確認しているだけ」と捉えてみる

　強い言葉で利用者から言われるとスタッフはビビってしまいがちなんですが、私はビビらないです。「表現の仕方がそういう人なんだ」というふうに捉えるだけです。

　その言葉の後ろには**「あなたのこと、ホントに信頼できるの？」という思いがあって、それを確認しているだけ**だと思います。

　最初に怒鳴った「ちゃんと記憶しておけよ。いったい何年看護師やってんの？経験浅いでしょ？」から不要な言葉を消していったら、「ちゃんと記憶しておけよ」ですよね。そうしたら、この人の希望は、**「一緒にチームとしてやっていくなら、これぐらいできるようになってよ」**になる。

そう言われたら、「ごめん、私ちょっと忘れやすいから、記録を見ればよかった
ね」と言って謝って、記録を出しながら、「そうですよねぇ。たくさん話をした中
で、医師のこの言葉もあったけれど、あなたにとって重要だったのはこっちだった
んだよね」って、フェイスシートに利用者さんが言った言葉が書かれているから、
「あなたにとって重要だったのは女悪魔リリスのほうだったね」って。「ごめんね、
私、ここのことを言っちゃったね」「今度は間違えないように赤線とか星印を付け
るね」と言って付けたらいいんです。

「怒る」のは「期待」の表れ。鋭く主張する 人のほうが信頼関係は築きやすい

Gさんが急に強い言葉で責めてくることは、**「怖い」から**だと思います。それっ
て**「期待」の表れ**なんです。訪問看護に期待していて関心があるからこそ、期待が
裏切られるのが怖くて、そういう強い否定が出てくるんだと思います。

こういうふうな形で表明する人たちは、こうしたい、ああしたい、こうすべき、
ああすべきという、その人なりの思いがとてもわかりやすいとも言えます。そこか
らズレたときに怒りになるのだから、**良い、悪いは置いておいて、その人の中に
「こうだ！」という思い（期待・希望）があるっていうことだと解釈するようにする。**

感情の表明があまりなくて受け身な人よりも、こういうふうに鋭く主張してくる
人のほうが信頼関係は築きやすいんですよ。「怒る」ということでその人が大事に
していることがわかるから。

その人にとって「これが普通」というところから外れたときに怒るのですから、
そうしたら、その人が大事にしていることを聞けばいいし、なぜ大事にしているか
という部分を深めればいい。そのポイントがたくさんある人のほうが、その人を知
るという点では早く進みます。

提案その四

状況 「なんでマーキングしてんの？」と強く言われて萎縮してしまった。

マーカーを引く理由をただ言えばいい

契約書にマーカーを引いたり丸をつけながら説明していたら、Gさんに強い言葉

でなぜそれをしているのかと聞かれてすっかりビビってしまった崔さん。「これは私なりの工夫なんです。このときこの話をしたっていうことが記憶に残りやすいように、マーキングしています」とか、「契約書が長いから、一字一句は覚えてないし、何かあったとき、この契約書に戻って話をするから、大事な所に線引きますね」と言えばいいだけの話だと思います。

崔さん自身、「（これは）契約書にはたくさんの文字があるため、ポイントを強調し、相手の記憶に残りやすくするための工夫です」と書いているのに、Gさんに強い言葉で言われたときは、萎縮して線を引くのをやめて、黙ってしまったんでしょうね。

統合失調症に罹患する人の中には、症状の影響を受けて、慎重で疑い深くなったり、相手の意図を妄想的解釈で認知してしまい、支援者の真意を考えることが苦手な人もいるのですから、こちらの意図をただ普通に言えばよいのです。

この訪問で支援が切れてしまうかも、という雰囲気になったときに、チェさんは最後にリカバーしたのですよね。「人と人は価値観の違いですれ違うことがあります。あれっ、と思ったら、今日のようにおっしゃってください。そのつどお互いの思いを確認し合いましょう」と。そう言って、崔さんは「こういうこともあり得るけど、それでも私は向き合うから」とちゃんと示したのですよね。

この姿勢を示したら、なんとかなったという手応えがあった。それはGさんが受け入れたからです。「あなたが今日言ったことは認められないけれど、その姿勢は悪くない」ってね。

提案その五

状況 「契約を切る」と言われたので、作戦を立てて臨んだ。

話し合う目的は「契約を切らせないため」ではなく、「相手に向き合おう」のはず

そしてしばらくしてから、Gさんが報告書に書かれた内容を見て、「なぜ同じ言葉を2回使うのか、悪意を感じる。契約を切る」と言ってきた場面がありました。その前に、「あれっ、と思ったら、今日のようにおっしゃってくださいね」と崔さんは言ったのに、そのこととのつながりをなぜ見ないの？ って思うんです。Gさんは「あれっ」と思ったから言ってきたのですから、「何が、あれっ、と思ったんです

か」と聞いて、2回同じ言葉を使う理由を正直に言えばいいのです。防衛的にならず、そのように言えば「そうだったんだ」と理解してもらえることが多いです。

　ですが、ここで崔さんがやったことって、「契約を切らせないために作戦を立てる」ことなんです。そしてこの場面での作戦の目的が、「相手が言っていることに向き合おう」ではなくて、「訪問看護の継続を納得させる、受け入れさせる＝契約を切らせない」になっている。そこが3個目のつまずきだと思います。

　このとき崔さんが言った、「チームになる過程では、相手に対して嫌だなと思うことはある、それを乗り越えてこそチームになれる」というのは一般論であって、Gさんからすると、「だから私たちも我慢するからあなたも不快に思ったことを我慢しなさい」と言っているふうにも聞こえる。そのちぐはぐさに対して、Gさんは鋭く反応したのだと思います。

「言ってくれてありがとう」から始めるとよかった

　ではどうあればよかったのか。**「あれっ、と思ったことを言ってくれてありがとう」**から始めればよかったんです。「前のときに、人は価値観が違うって言ったから、今回あれっ、って思ったから言ってくださったんですね、ありがとうございます」と。そして**「今日は、お互いの思いを確認するために来ました」**と。

　だって、「あれっ、と思ったら言ってください」は崔さんが言い、お互いに共有した言葉でしたよね。なぜそれを大事にしないのかな、と思いました。

　そして、Gさんが「なぜ同じ言葉を2回使うのか、悪意を感じる」と言うのであれば、**なぜ同じ言葉を2回言うと悪意を感じるのかを本人に聞けばいいのです。**聞いて、「私は悪意でしているつもりはなかったんだけど」って言えばいい。

　とにかく「あれっ」と思い、嫌な思いをして怒っている、という**"今起こっていること"に焦点を当てていく**のです。

　このとき崔さんが言った、「女悪魔リリスを退治するために訪問看護をやるんですよね」「契約を切るのはあなたの望みではないはず」みたいな話は、すごく遠い先のことを見すぎていて、今、Gさんが話題にしていることとズレている。

　Gさんにしてみたら、女悪魔リリスと闘うための仲間だと思っていた人から悪意を感じたら、その人に背中を預けて一緒に闘っていけないですよね。Gさんは今

すごく大変なはずなので。

　崔さんからはそんなGさんが見えていない。Gさんがこう言ってきたから、こうやって契約を切らないところに持っていかなくちゃ、と作戦を立てている。自分のひと言で契約を切られるなんてことになったら他のスタッフに対して顔が立たない、恥ずかしいという自己保身、でも怖い、この事態から逃げたい、と、ベクトルが自分に向いた状態になっている。

　訪問の初期に看護が壁にぶつかるのって、**利用者さんの姿が真ん中から消え、見えなくなったとき**です（みんなこれです。とても多いです）！ つまり看護師自身の向き合い方、あり方の問題だと思うのです。

本人の話の仕方についてはいずれ扱っていくことだけれど、今じゃない

　もちろん「いきなり怒って強く言ってしまう」ようなことは社会生活を送る上で支障が出ますから、いずれはそれに対してどうしていこうか、ということは訪問看護で扱っていく必要があるでしょう。でも出会って関係を作る最初の時期に扱うことではないと思います。「あなたのその言い方困ります」とか、「自分は悲しいです」とこちらの都合を出してしまうと、「じゃあ、お前来るな」になってしまいますからね。

　どの時期に何をやるのかという話です。

　利用者さんが、相手に伝わりやすい言い方を、相手が受け取りやすいように言うのはもちろん必要だけれど、それって**「相手はどう感じるんだろう」を考える余裕があって初めてできる行動**です。今、Gさんはリリスと闘うことが最優先で、相手を思いやる、考えることができる状態なのかどうか、ということです。措置入院するほど悪化し、そこから退院したばかりの人です。いつ社会性を発揮することを期待するのかというと、私は今じゃないと思うんです。

経験の伝承
(進あすか)

会話の「終結」までシミュレーションしてから向かおう

　新人さんは訪問看護に行く際に、「今日は〇〇の話をしてきます！」と言って出かけようとするのですが、「どうやって聞くの？」と尋ねると、「こう言われたらこう言おう、次にこう言われたらこう言おう」と、2ターンくらいの深さまでしか考えていないのです。だから話の終結まで深められず、「うまく話ができなかった」と落ち込んで返ってくることが多いのです。

　コミュニケーションの終結まで考えておいたほうがよいのです。もちろん、実際の対話は瞬発的に起こるものなので、シミュレーションした通りには進まないし、その通りに進ませようとすると、利用者さんが話したいことと違う話になっていきますので、強引にもっていくようなこともしないほうがよいのですが。

　でも、会話を最後までシミュレーションするということは、利用者さんが言うであろうことを想像することなので、利用者さんの立場になって考えることです。そして、それに対して自分は何を言うかを考えるので、これを会話の終結まで考え抜くことで、あなたの会話のスキルは必ず磨かれていきます。

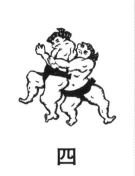

四章

家族からの要求と期待が大きく、一筋縄ではいかない

この章は、利用者と同等、あるいはそれ以上に家族が大きな存在感を持ち、鍵を握っていたケースです。
家族を支援するには特定の技術が必要、ということは近年では知られるようになりましたが、
昔はそうした認識を持つ支援者は少数でした。
支援者は、利用者、家族それぞれが求めるものに視線を向け、
さらにそれを調整することも求められますので、必要なエネルギーは倍以上になると言えます。
かなり慎重に進め、頑張ったけれどもうまくいかなかった2つの事例を、
自分ならどうするかを考えながら読んでみてください。

壁 8

家族は支援者を頼り、長時間の面接を要求。
利用者と支援者はなぜかうまくかみ合わない

〈利用者：双極症（混合状態）の20代前半男性、父親：60代後半／
最終的には、家族から契約終了の電話あり〉　　　　　　　事例提供：小瀬古伸幸

1. 父親が地域包括支援センターへ相談

　　Hさんは20代前半の男性で、双極症（混合状態）です。両親と同居しています。

　　高校卒業後、就職した当初は「自分は何でもできる」という思いが強く、どんな仕事にも取り組んでいました。2か月ほど経過した頃、仕事でミスをしたことから自信をなくし、すぐに退職しました。そのあとアルバイトをしたのですがどの仕事も長続きせず、引きこもりがちな生活となりました。「なんだか生きていてもいいことがない……死んだほうがマシ……」と家族に漏らすようになりました。しばらくして急に涙を流すこともあり、家族も異変に気づきます。精神科を受診し、双極症と診断されました。希死念慮があることからその日のうちに入院となりました。

　　2か月ほどの入院治療により、希死念慮は消失しました。退院後は自宅で生活していましたが、引きこもりの状態は続いていました。心配した父親が地域包括支援センターに相談したところ、相談員から「訪問看護を受けてはどうか」との勧めがあり、当事業所に連絡が入りました。主治医からは、「本人、家族が了承するのであれば訪問看護は入ってもらってもよい」とのことでした。

　　事前情報が入院経過のみでしたので、まずは本人と家族の話を聞こうということで、早々に面接の日程を調整して自宅にうかがいました。

2. 初回訪問時の家の様子

　　Hさんの父親は車の整備の自営業をされていました。自宅は作業所を兼ねた造りになっていて、事務所は自宅に隣接した所にあります。インターフォンを押すと父親が迎えてくれました。その日は天気が良かったのですが、自宅内は薄暗く、カーテンなどで遮光し、電気を点けていないことがわかりました。本人の部屋に案

内してくれた父親は、「僕がいると息子は何も話をしないから、いったん席をはず
しますね」と言い、別の部屋に移っていきました。

　Hさんの部屋には机が1つと本棚があるのみで、他には何も置いていません。
カーテンを締め、電気が点いていました。畳の部屋だったのですが、Hさんは布
団を被って寝ています。私が来たことには気づいている様子なので、自己紹介を
し、「少し話を聞かせていただけますか」と伝えました。すると布団から起き上が
り、「はい……」とうなずいてくれました。

3. ご本人が語る、つらい現状

　Hさんは現在、双極症のうつ症状が強いと自覚しており、次のように語られま
した。「薬が効いていた時期もあったんですが、今が一番ピークにしんどいです。
先入観が強い……ネガティブなイメージが出てくる感じです。物にも人にもすべ
て。頭がグルグル回る感じがあり、1つの考えを思い詰めるんです。大丈夫と念じ
てもグルグルとなる。それがひどくなると頭痛がしてきます」。何が影響していそ
うかと尋ねると、「自分でもわからない……」と答えます。

　次に話は家族に移ります。「父親も母親も玄関先でわざと自分に聞こえるように
ため息をつく。それがとにかく嫌なんです。関わるのも嫌なんです。小学生の頃か
らイジメにあっていたので、今でも小学生とすれ違うと汗が止まらないことがあり
ます。それを親に口で伝えようとしても言葉が出なくて嗚咽しそうになる感じがあ
ります。今はようやく父親に"しんどい"と伝えられるけど、父親もどうしていい
かわからないと言うんです」。

　次に仕事についてです。「少し前までは1日中パソコンで仕事を探していまし
た。仕事に就くこともあったんですよね。いつも1日目はいいんです。でも2日目
には辞めたくなるんです。体は元気だけど、人の嫌な要素を見るとしんどくなるん
です。今では仕事することも遊びをすることも夢物語のように感じます」。

4. 彼女の存在

　ネガティブな思考がベースにあり、つらさが増している状態だとわかりました。
しかし通常人は、ネガティブな生活の中でも、何か1つはポジティブに感じるもの
を持っているものです。それを共有しようと思って尋ねました。「日々つらい中、
なんとか頑張ってきたんですね。そんな中でも、少しでも自分にとって"いい感

じ"と思える時間はありますか」と。すると「彼女ですかね……」と話します。

　んっ!? 彼女? 交際中の人がいるということ……? 人との交流あるやん! しかも交際に発展するまでの関係性を築いている! 私自身もフワッと明るくなって、「Hさんのストレングスを見つけた!」という思いになりました。

　ところがHさんは、その彼女にすら罪悪感を抱いていると言います。彼女はSNSを通じて知り合った少し年上の人です。住まいが離れた場所にあり、遠距離恋愛です。だから直接会ったのは数回ほど。遊びに行くときは彼女がお金を出してくれるので、そこに罪悪感があるとのことでした。

　「彼女といるのは楽しい。でも、自分の分までお金を出させている。彼女は気にしなくてもいいと言うけれど、情けない気持ちになります。だから本当は働いて、デート代は出したいけれども、それが今は叶わない……。今の僕の拠り所は彼女しかありません。僕の真の理解者なんです」と話します。

　そこまで話を終えたあと、次回、お会いする約束をしました。帰りに父親へ挨拶をすると、手招きされ事務所のほうに呼ばれました。ここからは両親との話です。

5. 家族が語る悩み

　事務所には母親が待機しており、「こちらへどうぞ」と案内してくれました。父親より「今日はありがとうございました。本人から彼女の話はありましたか?」と聞かれました。その表情は深刻です。

　「彼女の話は聞きました。心の支えになっているようで」と伝えると、父親は悩ましい表情をされ、「息子はそう言うんですけど、どうも私たちとしては……。実は、彼女と電話でやり取りしている声がスピーカーから聞こえてきたんですが、その内容が、すべて親の批判なんですよね。まぁ、本人にも聞いているかもしれませんが、私も息子に厳しく言いすぎた時期がありました。それは反省しています。彼女は"あなたを助けられるのは私だけ。親はあなたを助けてくれない、私が守ってあげる"と言っているようなんです。息子も私に対しては思うところがいろいろあるようなので、その思いを打ち明けているようで。そしたら彼女は"私が養ってあげるから、その家から出よう"なんて話をしているんです」と話します。

　Hさんは、両親が彼女の存在に気づいていることは知りません。

　近日中に、彼女が引っ越しも兼ねて迎えに来るという話が持ち上がっているらしく、両親としては、数回しか会ったこともない女性の所に行ったところで本当に生活ができるのか、何かの事件に巻き込まれないか、そういった心配があります。H

さんに自立してほしいという思いはあるけれど、その女性の所に行くのは反対というスタンスです。

私は「膠着した家族関係の中に、私のような第三者が入るというのは、それだけで大きな変化となります。焦らずに本人とどう関わるか、一緒に考えていきましょう」と伝え、今後の訪問でも家族と話をする時間を取ると伝えました。

6. 家で暴れたHさん

それから数日が経った頃です。父親より「息子が昨日、暴れて部屋の物を散乱させたりして、妻のほうが限界にきているんです」と連絡が入り、私は夕方に訪問しました。

冒頭、Hさんから「小瀬古さんと2人で話をさせてほしい」と言われ、物が散乱したなか、2人で話をしました。Hさんは「親に本当の意味で理解してもらえない。昨日も自分は理性があったけれどやってしまった。これまでも我慢してきた。気持ちを理解してほしい。主治医も小瀬古さんも親も真に理解してくれない。彼女だけが理解してくれる」と、ハッキリとした口調で話します。

提案その一　何があったのかを尋ねると、「以前から頭が痛いから父親に脳外科に連れて行ってほしいと言っていたが、手を横に振るジェスチャーをされて。拒否というか、バカにしているというか……誰でもイライラするでしょう。暴れたのは親のせい。伝え方、態度がイライラさせる」と話します。

7.「自分の言葉で伝えてみませんか」を言い続けた私

今、考えてみると、Hさんが"小瀬古と2人で話をさせてほしい"というのは、今の危機的状況をどうにかしたい、私になんとかしてほしいと助けを求めた援助希求であったことは間違いありません。

しかしこのときの私は、「自分の思いを自分の言葉で両親に伝えられるようになること」がHさんの最優先課題だと考えていましたので、この課題に自分で向き合ってもらいたいと考えていました。

提案その二　そのため今回に限らず、事あるごとに「私も同席するので、Hさん自身が何がつらかったか、自分の言葉で伝えてみてはどう？」「伝え方を一緒に考えるけど、どう？」と、提案していました。そのたびにHさんは「言えない……」と答えます。

8. 家族の限界を見て訪問看護を増やす。頼りにされる私

　この日からさらに数日後、訪問に行くと、父親が「夜中、2時頃に自分で救急車を呼んだみたいで。もう限界かな……。私も疲労困憊で、ずっと胃薬を飲んでいます。なんで息子が救急車を呼んだのかもわからず、薬だけを処方されて帰ってきました。今朝私も洗面所でワーっと大声を出してしまいました」と話します。

　私がHさんの部屋に行き本人に何があったのかを尋ねると、「薬を変えてもらったんですけど、ストレスが頭のほうにきて。目を閉じたら記憶が早送りのような感じになって。気がついたら救急車を呼んでた……」と話します。

　Hさんの訪問終了後、父親の事務所でもう一度家族と話をする時間を取りました。私は救急搬送に対応するのは大変だったでしょうと家族をねぎらいました。

　先日の暴れたエピソードも含めて、Hさんの不安定さを考えると、家族も限界状態にあると感じました。そこで訪問看護を週3回、時には週4回に増やすよう設定しました。スタッフも2名追加し、チームでケアにあたりました。

　家族へのフォローは主に私が行っていたのですが、Hさんの訪問と家族への対応となると1時間を超えることもあります。訪問看護を運営する立場としては時間の確保がとても厳しい。しかし、両親は私のことを頼りにしている状況にあります。

　父親からは「小瀬古さんは救世主です。本当に来てくれることで助かっている」、そんな言葉をかけられることもありました。私自身も、Hさんはもちろん、家族も支えていきたい、そんな思いでいっぱいでした。だからなんとかシフト調整を行い、支援を続けていました。

9. 父親からの電話に、「緊急性がないなら訪問時に話してほしい」と伝えた

　そんなある日のこと。事務所に父親から私宛に連絡を取りたいと電話がありました。窓口の事務員が用件を確認したところ、書類確認をしてほしいということだったので、事務員は「次回の訪問時に対応させていただきます」と回答しました。すると父親は「電話くらいつないでくれてもいいじゃないか！」と立腹したとのことでした。

　夕方に私のほうから折り返し連絡したところ、父親からは「私はコミュニケーションが大事だと思うんです。だから電話でもやりとりさせてもらえたらと思います」と話します。私は基本的に訪問に出かけると自分は事務所にいないため、事務員が対応することになることを伝えました。また、できる限り家族の話を聞く時間

を取っているので、切迫性、緊急性のないことであれば訪問のときに話してほしいとも伝えました。

　父親は少しの沈黙のあと、「わかりました。そうしましたら、書類の最終確認を一緒に見てほしいので、いつでもいいので訪問に来てもらえませんか」と言うので、翌日に訪問へ行く約束をしました。

　その日は家族に対応するためだけに訪問しました。書類の確認を済ませたあと、これまでの状況を一緒に整理しました。

　Hさんは受診は続けているとのことでした。彼女のことを主治医に話し、主治医に「両親に彼女と暮らすことを伝えてほしい」と要望したようでした。そこで主治医から父親に連絡があったとのことです。

　それを聞いた私は、「今後、本当に引っ越しすることになったら、ご両親はHさんに、保険証や住所変更、自立支援の変更、病院をどうするかなど、具体的な話をしていかなければいけませんが、その際は感情を交えず、淡々と説明すべきです」と伝えました。

　しかし、もしその女性と一緒に暮らすとなっても、おそらく長くは続かないだろうと私は予測しました。理由は、経済的な問題や、Hさんの症状に彼女が適切な対応ができると思われる材料が見当たらなかったからです。

　そこでそのことを両親に次のように伝えました。「おそらくですが、その女性とはうまくいかないだろうと思います。帰ってくることは予測しておき、そのときのサポート体制を整えるということが、今、我々ができることではないかと思います」と。

---

10. 訪問看護に「助けてほしい」と言わなくなった父

　この訪問のあとから、父親と話をすることが少なくなりました。他のスタッフが訪問するようになったこともありますが、私が訪問した際にも父親から声がかからずに終えることが多くなりました。

　私自身は、時間単位で動いている訪問看護師の仕事を父親が理解し、気遣ってくれているのだろうと解釈していました。もし気がかりや相談事があれば、父親のほうから伝えてきてくれるだろうと。

　でも、これが大きな間違いでした。あれほどの頻度で相談してきた家族が、話をしてこないというのは、「助けて」と言えない状態にあるということです。では、なぜそうなってしまったのか。

電話の内容を振り返ります。書類の確認という用件だけを考えると、訪問時に話すので問題なかったはずです。でも、あのときはそうではなかった。電話の用件はそれでも、家族としては限界だったということです。だから、家族からのSOSだと捉えるべきでした。でもそれをキャッチせずに、SOSのときに「電話対応はできません。訪問看護のときにお伝えください」と言った。それを言われた側は、これまでのように、少し気になる程度では気軽に声をかけることができなくなります。

　一方で、読者の中には、訪問時に時間を取って丁寧に話を聞いていたのだから十分では？　と思う方もいるかもしれません。管理者であれば、電話対応が加わると、他の仕事に影響が出そうと心配になるかもしれません。時間には制約があり、それが支援の限界なのではないかと。

　たしかにそういう見方もあります。でも、そこではないのです。父親の背景を考慮し、心から助けてほしいと言っている危機の援助希求をキャッチできなかったということです。

11. 訪問看護の枠組みにとらわれていた私

　なぜそれができなかったのか。結論をひと言で申し上げると、訪問看護の枠組みにとらわれていたからです。

　もちろん医療ですので、その枠組みは重要です。しかし、この枠組みが「こうすべき」という一方向にしか向いていないときは、柔軟性を欠きます。父親に「訪問したときにお伝えください」と言ったときもそうでした。「こうすべき」にとらわれた結果、その人にとってどのようなケアが必要なのかを想像したり、思考するのをやめてしまっていた自分がいました。

　うまくいっていないケアが続くときは、「こうすべき」が強くなっているときかもしれません。柔軟性を欠き、枠組み以外の方法が見えなくなるということです。

12. Hさんは家に戻ったが、訪問看護の再開はなかった

　そのあとHさんはどうなったか。彼女の元へ出発する日が決まりました。当日、彼女が車を自宅に横づけし、荷物を運び出し、そのまま家を出ていったとのことです。父親は「このまま放っておいてもいいんですかね」と言い、私は「Hさんを半人前と扱わず、一人の成人として見守るというスタンスで、帰ってきたときには迎え入れる体制を整えましょう」と伝えました。

1か月ほど経過した頃、父親から電話がありました。Hさんは自宅に戻ってきたとのことです。訪問看護について父親からも何度か再開の声をかけたようですが、Hさんは「そっとしておいてほしい」と話したそうです。直近の状況を確認すると、夕方1時間ほど散歩し、通院も継続しているとのことでした。

　受話器を置く直前の父親からのひと言です。

　「本人に小言を言われることはありますが、言い合うことはなくなりましたね。また本人が訪問看護の利用を考えたときは連絡させていただきます。お世話になりました」。

　Hさんが私たちを真の理解者だと感じていたかどうかが、この結果に現れていると思います。

壁8 こんな手もある

小瀬古伸幸

提案その一

状況 利用者とのあいだで、双極症に関する話題を掘り下げなかった。

「双極症とその症状」を一緒に見ていく必要があった

Hさんは「自分に何が起こっているのかわからない状態」にあったと思われます。父親に「頭が痛いから脳外科に連れて行ってほしい」と言い、それが叶えられないと、そのあと自分で救急車を呼んだりしています。ということは、Hさん自身も「本当におかしい。脳をちゃんと調べないといけないんじゃないか」と真剣に思っている状態です。そういう情報をキャッチしていた私ですが、症状に関する支援に焦点を当てることができなかったのです。

本来、こういった状態にある人に対してすべきことは**「状態を整理」**し、**「何が起きているのかを整理できるようになる」**ためのサポートだったと思います。

ではなぜ私は病気や症状の話ができなかったのか。

当時を振り返ると、「彼女の存在」や「親との人間関係」というようなわかりやすい問題や困りごとが次々と相手から提示され、「まずはそれらの問題を解決しなければ」と目を奪われてしまっていたのだと思います。

双極症の「症状」の具体例を例示すべきだった

今この事例を振り返り、大きく抜けていたなと反省するのは、「双極症とその症状」に関して、病気自体を説明したり、症状と結び付けたり、という**医療的な部分への支援**がほとんどできていなかったという点です。

双極症は、躁とうつを繰り返す疾患ですが、その中にいる人には、自分が今どういう状態なのか気づけないことが多くあります。ですので、「Hさんの診断されている双極症の症状が、どう動き、何に影響しているのかを一緒に考えたい」ということを前置きした上で、話をしていくべきでした。

初回面接の場面で、私は「うつ症状が強くなったのは何が影響していそうか」と聞いています。Hさんは「自分でもわからない」と答えています。そのとき、それで話を終えるのではなく、例えばということで、「双極症ではこういう経験をする人が多いのだけれど、これに似ていることはありますか？」「双極症にはこういう特徴があるけれど、あてはまることはありますか？」と聞いたりすれば、Hさんが自分の症状を一般化して考えられる1つのきっかけになったかもしれません。

さらに、「うつ状態」「躁状態」「混合状態」を識別できるような質問を加えます。

「うつ状態の時は、自分はいつも失敗してばかりとか、周りは私のことを困った人間だと思っているとか、そういった考えが浮かんでくることが多いと言われるのですが、そういうことはありませんか？」「躁状態のときは、逆に、エネルギーが急に湧いてきたように、やる気が出ると聞くのですが、そんなときはありませんか？」「混合状態のときは、その両方が忙しく入れ替わるような感じだと聞くのですが、そんな経験はありませんか？」といった質問です。

こういうことを質問されて、Hさんが、「自分のつらさは双極症の症状なのかもしれない」と思うことができたならば、そこから検討できそうなことがたくさん出てきます。

例えば、「どういう状況・どういう状態のときにそうなりやすいか？」「前回の引き金は？」「ご自身ではこれまでどういうふうに対処してきたのか？」「新たにできそうな対処はないか？」などです。

こういう話をした上で、そのあと実際に「イライラする」とか「救急車を呼ぶ」といったことが起きた場合、「先日、双極症の症状の話をしましたが、今回の出来事と関連していそうなことはありますか？」と振り返ることができ、対処法についても一緒に考えていくことができます。

提案その二

状況 「自分の思いを両親に伝えてみよう」と言い続けた。

その前に、安全なコミュニケーションが成り立つための支援をすべきだった

私の反省点は、家族間で安全なコミュニケーションが成り立つことを支援しないまま、Hさんに「自分の言葉で伝えてみませんか」と促していたことです。促しは

していたけれど、思いを伝えるための準備は手伝っていませんでした。

　今回のように家で暴れたのは、安全なコミュニケーションが成立していないから
です。「言えない」状況があるから、「避ける」あるいは「別の形での表現する（＝破
壊行為など）」しかなかったのだと考えます。

　私はそんな緊張の高い家族に向かって、「Ｈさんが自分の思いを言葉で伝えろ」
と指示し続けていたことになります。だからＨさんは私のことを「真に理解してく
れない」と言ったのでしょう。

　同じ家に住んでいても、**Ｈさん、お母さん、お父さんの視点はみんなバラバラ**で
す。その視点を持つに至った背景もそれぞれです。でも案外とそのことは家族内で
了解されていません。だから、**「なぜこんなこともわかってくれないんだ！」という
怒りが家族内で生じやすい**のです。

　それらの視点の違いを１つ１つ言葉にして、安全に重ねられるようにするには、
訓練された人間によるファシリテーションが必要です。私は今であれば、メリデン
版訪問家族支援を習得しましたのでファシリテーションができますが、習得してい
なかった当時は自分の中にその考えがありませんでした。

　そのためＨさんの話はＨさんの話、お父さんの話はお父さんの話と、個々に切
り分けてしまい、なおかつ深めることもできていませんでした。

　Ｈさんが思いを伝えられない背景には何があるのか、そのことによる苦しみは
どのようなものなのか、その感情の行き場はあったのか。今考えるとＨさんと私
との対話の中で、そのような思いを「話し切る」ことはできていませんでした。

　お父さんともそうです。お父さんが私に期待していることは何か、どのような支
援が助けになりそうか、息子のＨさんとどのような関係でありたいのか、この先
の不安、息子の将来など、いろいろな思いをかかえていたはずですが、そうした思
いを「話し切る」こともできていませんでした。

　今ならば、どのような場と準備をして視点の違いを浮き彫りにしていけばよいの
か、そして収束していけばよいのかがわかります。

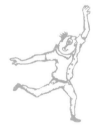

8 家族は支援者を頼り、長時間の面接を要求。利用者と支援者はなぜかうまくかみ合わない

壁 9
家族の望みを明確にせず開始。
1週間で終了を申し出てこられた

〈利用者：パニック症の70代女性、長男：うつ病の40代／
最終的には、契約終了の電話あり〉　　　　　　　事例提供：小瀬古伸幸

---

1. 不安により長男を離さない母

　　Iさんは70代の女性で、長男と二人暮らしです。数か月前に心筋梗塞を発症し、
心臓カテーテルの手術を受けました。その頃から「胸の圧迫感が取れず、苦しい」
「胃の不快感がある」と身体の不調を訴えるようになりました。さまざまな検査を
受けましたが身体に異常は見られず、経過観察となりました。しかし食事が摂れな
くなり、体重が約10kg減少しました。そして「身体が苦しい」と長男に頻繁に訴
えるようになりました。

　　身体の不安は日々増していき、長男が離れると、手の届く範囲にあるリモコンや
布団を叩き、戻るまで名前を呼び続け、この状況が1日に8時間ほども続くことが
ありました。長男が外出する際には「1時間以内に戻ってきてほしい」と要求し、
少しでも時間を過ぎると、帰ってくるまで何度も電話をかけます。そのような状況
が続き、長男も自宅でみることの限界を感じていました。

　　ある日、Iさんが定期受診した際に長男が内科の主治医へ相談したところ、精神
科の受診を勧められました。Iさんは精神科医にパニック症と診断され、内服薬が
処方されました。内服しましたが状態は改善せず、入院することになりました。

---

2. 息子から訪問看護へ連絡が入る

　　入院が3か月を過ぎました。Iさんの身体の苦しさは減少しましたが、退院を考
えるにあたり、担当の相談員は"元の在宅生活に戻ると長男がまた疲弊していくの
ではないか"と考え、Iさんに「退院後は訪問看護を受けてみてはどうか」と提案し
ました。

　　Iさんは「まずは息子に伝えてみてほしい。息子が受けたほうがいいと言うなら

受けます」と言うので、担当相談員は長男にその旨を連絡しました。

　そのあと長男から直接当ステーションに、「訪問看護とはどのような支援なのか、説明を受けたい」と電話が入りました。

3. ケアマネをクビに？ 警戒した私

　その電話に対応したのは私です。これまでの経過を聞かせていただいたところ、母であるIさんの経過に加え、長男の苦労や思いも語られました。「母のことは大事に思っているけれども、僕がそばにいないとずっと不安に思っているようで、今回は参りました。僕もうつっぽくなって、今、睡眠薬をもらっているんですよ」と話します。

　これまで受けてきた支援を確認すると、「母は介護保険を使ってヘルパー支援を

提案その一 ▶ 受けていましたが、僕が思うような支援ではなかったので、<u>ケアマネを3人クビにしました</u>。だから、訪問看護もどんな支援なのかということを先に聞いておこうと思って連絡したんです」と話します。

　私は「ケアマネをクビ」という言葉に違和感を覚えながら、「これは慎重に導入を進めないと、支援の目的がズレていくかもしれない」と警戒心を強く持ちました。

　「精神科訪問看護について一から説明するとなると少し長くなりますが、よろしいでしょうか？」と前置きをし、了解をもらった上で、電話で精神科訪問看護の説明を始めました。

4. 私が長男に伝えたこと

　長男に伝えたのは次のようなことです。

　まず、私たちの支援は「症状と付き合いながら生活を組み立てるお手伝い」です。支援と聞くと、「何かを代わりにやってもらう」「何かアドバイスしてくれるもの」というイメージがありますが、精神科の支援は主にセルフケアに焦点を当てています。セルフケアとは、自分自身の健康や安定を維持するために、ご本人が行う行動のことです。そのため、ヘルパーのように、掃除や料理などを私たちがご本人に代わって行うわけではありません。アドバイスなどは場合によっては行いますが、基本的にはご本人のセルフケアにアプローチするという意味のもと、これまでの経過からどのようにセルフケアしてきたのか、あるいは今後、どのようにセルフケアしていくのかなどを一緒に考えたり、行動したりします。その具体的な内容に

ついてもう少し説明いたします。

　ご本人が「自分はこんな生活を送りたい」という思いを抱いていても、精神症状のせいでそれが制約されることがあります。Ｉさんの場合は、「胸の苦しみのために行きたい場所に行けない」「息子さんが近くにいないと不安で何もできない」といった状況がありますね。自分の望む生活と現実の生活が乖離していくほど、苦しみは増していきます。また、精神症状が悪化すると、セルフケアしていく力も低下していきます。しかし、精神症状は目に見えにくく、自覚しにくいものです。ですので、ご本人やご家族だけでそれに対応していくことは非常に難しいことだと思っています。

　支援のポイントとしては、ご本人と一緒に精神症状のサインは何かを明らかにし、ひどくなる前に対処していけるよう、行動をサポートしていきます。その際に、先程説明したように「あれをしましょう、これをしましょう」と指示やアドバイスするのではなく、これまでの本人の対処や工夫、今後、実施できそうな対処などを明確にしていきます。

5. 長男の反応

　意味を取り違えることがないよう、説明の区切りには「ここまでで確認しておきたいことはありますか？」「ここまでの説明で気になっているところはありますか？」「もう少し説明が聞きたいと思った箇所はありますか？」など、できる限り疑問が残らないように話を進め、約2時間かけて説明を行いました。

提案その二

　長男からは「精神科訪問看護について、よく理解できました。ありがとうございます。母にとって必要な支援だと思うので、お願いします」との返答がありました。

6. 入院中のＩさんに話を聞く

　その数日後、Ｉさんへ面談を行うため、入院している病院に面接に行きました。担当の相談員も同席し、そこで長男とも初めて会いました。

　入院した経緯については長男から聞いていましたが、Ｉさんがどのように捉えているのかを確認しました。Ｉさんは「食べることが好きだったのに食べられなくなったというのは覚えているんだけど、それ以外はあまり覚えていないのよ」と話されました。

　自覚している症状について尋ねると、「胸や肩から腰にかけての圧迫感があっ

て、気力が湧かなかったのよ。話を聞いてもらうといったんは落ち着くんだけど、すぐに圧迫感が襲ってきて不安が強くなっていたわ。今では、先生が私を励ましてくれるから、気力をしっかりと持とうと気持ちを切り替えられたのよ。以前は頓服薬を1日1回は服用していたけれど、今はなんとか服用せずに過ごすこともできているわ」と話します。

Ｉさんの希望は「自宅に帰ったら料理をしたい」ということでした。訪問看護では、その希望を叶えるためにサポートすることを約束し、退院後に初回訪問する日を決めました。

7. 初回訪問時は満足げな様子

この時期、当法人の組織編成があり、管理者を私からＡ看護師に移行するタイミングでした。ですのでその説明も兼ねて、初回訪問時はＡ看護師にも同行してもらいました。長男とＩさんには、「小瀬古は今回が終わったらフェードアウトし、その後はこのＡ看護師が所長となり、チームが支援させていただく」ということを説明しました。

初回訪問時、Ｉさんに家に戻ってきた感想を聞くと、「自分が思っていたほど不安定になることはなかった」とのことでした。ヘルパー支援も受ける予定でしたので、新しいケアマネとの面接も、デイサービスに行くことも決定しました。長男は「母の不安がなくなったのは、本当に嬉しいです」と話しました。

8. Ａ看護師が単独で訪問すると

その数日後、Ａ看護師が単独で訪問したときのことです。Ｉさんは「昨日は眠れなかった。デイサービスにも見学に行ったけど、話せる人がいなくてね。期待していたような所ではなかったわ」と話されました。期待外れだったことに少し気持ちが落ち込み、昨日はほぼ睡眠が取れていないとのことでした。

そこでＡ看護師はＩさんには休息を優先してもらい、長男に状況を確認しました。すると「胸の圧迫感はあったようなのですが、以前よりもひどくはなかったです。以前は僕が四六時中そばにいないと錯乱していたので、それに比べると安定していると思います」と話したとのことです。

Ａ看護師は、客観的にみて、退院してこの短期間に明らかにセルフケアが低下していることが把握できたため、そのことを伝えました。そして「訪問回数を増やし

て支えるという手もある」ということを説明しました。しかし、長男は「他のデイサービスの見学を予定しているので、難しいです」と言い、訪問看護は予定通り1週間後ということになりました。

9. 直後に「訪問看護休止」の申し出が

提案その三　その日の夕方です。長男から事務所の小瀬古宛に電話がありました。内容は訪問看護休止の申し出でした。理由を尋ねると、「A看護師は、胸の圧迫感が現れていることに関して話を聞くだけで、適切にアドバイスしてくれず、何もケアしてくれなかった。（急に話が変わり）業務の姿勢に関してもそう。髪の毛の残り香が半日ほど部屋に残るシャンプーを使っていた。普通は精神の人の敏感さを察知して無臭のシャンプーを使ったり、業務に支障が出ないように髪を束ねてきたりするが、そういった姿勢が見られず、母も二度と来てほしくないと言っている。小瀬古さんに一度来てもらおうかとも考えたが、胸の圧迫感はなんとか気丈な心で乗り越えたので、本当に訪問看護が必要な段階なのかという疑問も湧いてきた。いったん休止させてほしい」と話されました。

　私は、初回の電話で「アドバイスすることが訪問看護ではない」ことを説明し、目的や内容を丁寧に伝えたのに、「Iさんには理解してもらえていなかったんだ」と思い愕然としました。しかも、A看護師は香りの強いシャンプーを使っていたわけではないのに業務姿勢を問われ、業務に支障が出るほどの髪の長さではないにもかかわらず髪を束ねていないと言われ、どのように返答してよいかわからず、訪問看護休止については「主治医にも相談してほしい」と伝えるのがやっとでした。

壁 9 こんな手もある

小瀬古伸幸

提案その一

状況 「ケアマネ3人をクビにした」と長男が言うのを聞き警戒した。

「長男はどんな支援を求めているのか」。それを明らかにしていく必要があった

長男が語った「母は介護保険を使ってヘルパー支援を受けていましたが、僕が思うような支援ではなかったので、ケアマネを3人クビにしました」という言葉には重要な鍵が含まれていました。

長男が思うような支援ではなかったということは、具体的には「どのような支援を求めていたか」ということです。

今の私であれば、「○○さん（長男）とⅠさんに何があったのか、もう少し詳しく聞かせていただきたいのですが」と話しかけていると思います。長男とⅠさんは何に困り、どのような助けが必要だったのか、ということです。

次に精神科訪問看護に何を期待しているのかを聞きます。長男の期待が「Ⅰさんの症状に関するもの」なのか、それとも「自分とⅠさんの関係性に関するもの」なのか、それを分けて整理することも必要です。

そこまで聞くと、やっと私たちが提供しようとしている支援と彼の期待に齟齬がないかが見えてきます。**「私たちが提供できる（しようとしている）訪問看護はこういうものなのですが、それは○○さん（長男）の期待と合っていますか？」**と聞くことも必要です。そのすり合わせがなかったら、のちのち長男の中に「思うような支援ではない」という気持ちが高まっていくだろうということが、今ならば経験的にわかります。

提案その二

状況 警戒心から、2時間かけて訪問看護の説明をした。

防御からそれをやっていることに気づきたかった

しかし、本文でも示したように、「ケアマネをクビにした」という言葉に私は警戒心を抱き、長男と率直に対話をしていくことができなくなりました。

私がなぜ警戒したのかというと、この長男の発言に、「支援者が便利な提案をし、自分たちはそれを選ぶだけ」といった"お客さん"的な受け身の立場にいるのではないかと感じたからだと思います。お客さんの立場だから、気に入らなければどんどん契約を解除してしまう。そこには自分の人生をより良くするために、必要だから支援を受けるという能動性が感じられない。そのことに私は違和感や嫌悪感を抱き、「この人とは通じ合えないかもしれない」と警戒したように思います。

振り返ると、この事例だけでなく、私の中で利用者や家族に対してなんらかの警戒心を抱くと、コミュニケーションを諦め、その人たちの声を聞けなくなる傾向があることに気づきます。「相手からツッコミが入らないようにしなくては」と防衛的になり、話を聞くより、たくさん説明して理解してもらおうとしがちになるのです。

こういった自分の傾向を知ることは大事です。そして警戒している自分に気づくことです。気づくことができれば、相手の声を聞こうと行動を修正することができます。

提案その三

状況 たった1週間で、休止の申し出がなされた。

必要なのは、説明ではなく対話だった

私は一体どこでつまずいたのでしょう。

当時の私は「新しい管理者に引き継ぐタイミングが早すぎたのだ」と振り返りました。当面は私が訪問し、徐々に新しい人に引き継ぐことが必要だったのではないかと。長男は「新しい管理者＝不慣れで経験不足」という印象を持ち、それが「適切なアドバイスがなかった」という思いに結びついたのではと考えたのです。

だからもし、経験豊富な管理者だと思われている私が対応していたら、同じことを言ったとしても、「小瀬古は訪問看護回数を見直し、ケアの組み立てを考えているのだな」と捉えたのではないかと推測したのです。

しかし今振り返ると、問題はそこではなかったと考えます。私が訪問に行っていたとしても、遅かれ早かれ同じ結果になっていたと思います。

経過を振り返ると、私は長男の求めに対して、精神科訪問看護の説明に2時間以上を費やし、長男の疑問が残らないように、支援の道筋を一緒に確認しました。

もちろんⅠさんにも同じように説明し、かつA看護師にもその経過を伝えていました。私としてはかなり慎重に関わっていたように思います。

しかし、休止の申し出が入りました。長男は「胸の圧迫感はなんとか気丈な心で乗り越えたので、本当に訪問看護が必要な段階なのかという疑問も湧いてきた」と話されましたが、この先、気持ちだけで乗り越えられないことは、長男本人がすでに身をもって経験しているはずです。それでも、休止の申し出があった。なぜか。

それは、長男に対して**「理解してもらう」という一方向のコミュニケーションだけで進めていたから**だと考えます。

もちろん説明を求められたのだから当然なのですが、そのコミュニケーションにおいて「理解してもらう」から**「理解し合う」**という双方向の矢印にシフトしていく必要があったのだと考えます。理解し合うために不可欠なものは何か。**説明ではなく「対話」**でした。対話が圧倒的に不足していたのです。

長男が期待している支援について丁寧に尋ねたり、支援の力を活用してどのような希望に向かっていきたいのかを聞き、それに関して話し合うことができたはずです。

✋ 家族がいる場合は、利用者だけの訪問看護と考えると危険

契約上は、私たちが訪問看護に入る相手（利用者）はⅠさんでした。しかし家族が同居している場合は、利用者のことだけを考えて訪問していてもうまくいかないことが多々あります。このⅠ家もそうでした。むしろ**家族が被っている困りごと、あるいは家族と利用者との関係性の不具合に対して、訪問看護による介入を求めている**可能性が高いと考える必要があります。メリデン版訪問家族支援を習得した私

は、今となってはそのことがよくわかります。

　家族の見方、家族への介入の仕方には技術があります。しかしその技術を持つ訪問看護師は非常に少ないのが現状です。

自分の中に「～べき」思考が活性化されたときにミスは起こる

　このように振り返ると、本当に単純なしくじりだと思います。そしてあの休止の申し出の電話をもらったときに、私が対話する姿勢を持てなかったのはなぜだろうと、今でも疑問に思っています。長男から訪問看護の説明を求められ「理解してもらわなければ」という思いが強く、対話する余裕がなかったのか……。あるいは、単に自分のスキル不足だったのか……。

　いや、それでも対話を挟む余地はありました。さらに深く考えると、長男の「ケアマネを3人クビにしました」という言葉に「訪問看護についてきちんと**理解してもらうべき**であり、それが受け入れられないのであれば、別の事業所を当たってもらおう」という、ある種、**傲慢**な姿勢があったのかもしれません。その姿勢が対話を遠ざけ、結果的に「理解してもらう」に専念してしまったのだと思います。

　あれから数年……現在も訪問看護再開の連絡はないことから、長男には私のその姿勢をすべて見透かされていたのかもしれないと思います。

経験の伝承
（進あすか）

「現状維持」で良いのか？ 良くないのか？

　精神科訪問看護では「現状維持」という言葉をよく聞きます。スタッフたちがよく言いがちなのが、こんなセリフです。「週1回の訪問が5年続いていて、本人が変化を求めていません。だったらこのまま現状維持でいいんじゃないですか？」。

　利用者自身も、口では「変化を求めていない」と言うでしょう。さて、人ってどんなときに希望が出てくるの？ 行動ってどんなときに出てくるの？ あなたはそこにつながるようなアプローチをした上でそれを言っているの？ ということを私は問いたいのです。

　例えば、70代、80代の利用者が、病気を持ちながら、ちょっと嬉しい、ちょっと楽しい何かを持ちながら生活していくのだったら、それは現状維持でうまくいっていると評価できるかもしれません。

　けれど、20代、30代、40代、50代でこれからまだ可能性があるけれど、今は病気の影響でやりたいことが見えていないという人たちがいたときに、訪問看護でずーっと同じことをやり続けて、そのまま流されてただ年を取りました、というのは私はもったいないなと思うんです。

　「症状と付き合いながら生活を組み立てる」は基本です。でも、それができるようになったなら、「人生を考えていく」というところへの支援に入っていってもらいたいのです。

　あんなことやりたいな、こんなことやりたいなとふと思ったとしても、そこから行動に移すことに踏ん切りがつかない人たちが精神疾患の人たちには多いので、そこに対して訪問看護が支援することは必要だと思うのです。

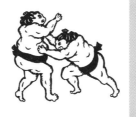

五章

アルコール依存症で、身体状態が悪化している

　この章はアルコールに関連した事例です。
２つの事例とも、アルコールによって利用者さんの身体はかなり悪くなっているのに、
ご本人には断酒の意思がないという点が共通しています。
アルコールの事例は時間との勝負と言われますが、まさにどちらの事例も展開が非常に早く、
果たしてこれ以上何ができただろう、という思いもあります。
看護の立場でさらにできることがあるとしたら何だったのかを考えていきたいと思います。

壁 10

「節酒」を選択したが、自覚以上に身体状態が悪かった人

〈アルコール依存症、40代女性／急変により死亡〉　　　　　　　事例提供：小瀬古伸幸

---

1. お酒をやめたい気持ちはあるが、自力ではやめられず

　　Jさんは40代の女性で一人暮らしです。元々アルコールを好み、よく飲むことがありました。しかし酒癖が非常に悪く、酔った勢いで家族に悪態をつき、時には暴力を振るうこともありました。家族からは「お酒をやめるように」と言われていましたが、「そうやって私の楽しみを奪おうとする」と反発し、関係性も良くありませんでした。そのため親元を離れ、一人暮らしをするようになりました。

　　最初は自由な暮らしを楽しんでいたのですが、1人で過ごす時間が長くなると次第に寂しさが募り、深酒する日が増えていきました。仕事も無断欠勤するようになっていき、やがて仕事を辞め、朝から飲むようになりました。

　　ある日、体調が悪く、歩くこともままならなくなり、救急車を呼んで総合病院へ入院しました。内科病棟での治療を受け、すぐに回復しましたが、治療にあたった主治医からは「アルコールをやめるように」と言われました。その場では「わかりました」と返答しましたが、自宅に帰ると再びお酒を飲む日々が続きます。食事が次第に食べられなくなり、Jさん自身も体調の悪化を自覚し、「お酒をやめたい」という気持ちを持つようになりました。しかしもう自力でやめることはできません。自ら精神科病院に入院して治療プログラムを3か月受けました。

　　退院後は派遣の仕事が決まっていて働く予定だったのですが、病院の担当相談員から「Jさんの場合は、1人の時間が増えると再飲酒につながるリスクが高いので、訪問看護を受けてみてはどうでしょう」と提案され、当事業所に打診が入りました。

2. 身体を温めるためにお酒を飲んだ？

初回面接時、Jさんは入院した経緯について「入院する前から派遣の仕事が決まっていたのだけれど、仕事が始まる1週間前から飲酒が止まらず、毎日缶チューハイ9％を6本飲んでいました。風邪をひいて身体が冷えていたので、飲んだら温まるかと思ったからです。でも食欲がなくなり、自分でもお酒をやめようと思ったけれども難しかった」と話をしてくれました。

その話を聞いたときは、正直、「風邪で身体が冷えてお酒を飲むと温まる？　えっ？　どういうこと？」と思いましたが、これがアルコール依存症の否認なのです。それは「たまたま風邪をひいて、身体を温める必要があったからお酒を飲んだ」という、飲酒を正当化しようとする心理状態です。

訪問看護を何のために受けようと思うのかを尋ねたところ、「1人では不安で油断したら飲んでしまう。食欲がなくなると飲酒に走ってしまうので、そうならないように訪問看護を受けたい。今はお酒が怖いんです」と話されました。

ここまでの話を聞き、私がアセスメントしたのは「Jさんは飲酒を正当化する思いは残っているけれど、<u>自力での断酒は難しいと考えており、そのために訪問看護の援助を受けたい</u>」ということでした。

> **提案その一**

訪問看護の目的として「飲酒欲求が高まるときのサインを一緒に見つけ、対処法を増やすこと、飲酒欲求が高まったときや、飲んでしまった場合には、説教などしないので正直に飲んだことを教えてほしい」と伝えました。Jさんは了承し、訪問看護が開始されました。

3. 日中の暇な時間の過ごし方を一緒に考える

開始当初は、1週間後に控えた派遣の仕事に向けて、体調を整えることを目標としました。飲酒欲求が高まることはあっても、Jさんは炭酸飲料を飲み、欲求を紛らわしていました。料理は好きだったのですが、台所が狭かったことから、買ってきた惣菜を中心に食事を準備していました。

Jさんは日中の暇な時間の過ごし方がわからなかったのですが、近くの図書館に一緒に行ってみたり、安く食品が買えるお店を探したりしました。そんなとき、何気ない対話の中でJさんは、「私の趣味は旅行でね。今はお金がないから難しいんだけれども、旅行会社のパンフレットを見ているだけでも楽しいのよ」と話され、旅行プランが書かれた冊子を見せてくれました。そのとき私は、「なんとか断酒を継

続し、Jさんの望む旅行に向けてサポートしていきたい」という思いが強くなりました。

4. 眠れないのでちょっと飲んだら……

それから1か月ほどして、Jさんの母親が倒れ、一時的に実家へ帰りました。派遣の仕事もすべてキャンセルして母の病院の送迎や食事作りなどをするようになりました。2週間ほどで母親の体調は戻り、Jさんも自宅に帰ってきました。

すぐに派遣会社に仕事の調整連絡をするのかと思いきや、一向にその気配はありません。Jさんに確認すると、「今週は雨だから……仕事があっても行くのが大変で」と、歯切れがよくありません。

お酒は飲んでいなかったのですが、実家に帰っていたこともあり、通っていた精神科を受診しておらず、予約の取り直しもしていませんでした。そのため処方してもらっていた睡眠薬がなくなり、眠れない日が続いていたようです。その場で一緒に受診予約をしたのですが、翌日、訪問すると泥酔状態でした。

何があったのかを尋ねると、「昨日の晩に睡眠をとるために少しだけと思って飲み始めたら止まらなくなり、自分が何時まで飲んでいたのかもわからなくなった。気づいたら床で寝ていました」と話します。酔いが冷めた段階で受診するように伝え、その日は訪問を終えました。しかしJさんは結局精神科を受診せず、近隣の内科クリニックに行き、睡眠薬を処方してもらっていたことがわかりました。理由を尋ねると、「精神科を受診するのは、入院の嫌な思い出がよみがえるから嫌だ」と話されました。

その日を境に毎日の飲酒が始まりました。朝から晩まで飲んでいるときもあれば、缶チューハイ（9%）2本で終えられるときもありますが、基本的には起きている時間は体内に一定のアルコール血中濃度が保たれている連続飲酒状態でした。

5. SOSの連絡受け、臨時訪問

そのような状態が続いていたある日、JさんからSOSの連絡がありました。「身体がしんどいので病院に付き添ってほしい」ということでした。臨時訪問を行い身体症状を確認したところ、腹水の貯留が認められました。腹水の治療は何度か受けられていたようで、Jさんも理解していました。しかし、アルコールが残っている状態だと病院では診てくれません。そのことをJさんに伝えた上で、早急に受診で

きるようにどのような方法があるかを一緒に考えました。

　冷蔵庫に缶チューハイが冷えている状態でした。Jさんは捨てるかどうか迷っていましたが、最終的には欲求を加速させてしまうリスクとなるため見守る中で捨てました。次にビタミンゼリーやレトルトカレーなどを常備していたので、食べられそうなものを1日1回は食べるということを約束しました。また、お酒が抜けたら受診できそうな病院をいくつかピックアップし、住所と連絡先を一緒にメモしました。

　訪問終了時にJさんは「助かりました。でも寂しい。……もう少しそばにいてほしい」と言いました。シラフのときにきちんと話をしたいと伝え、「まずは明日、病院を受診するために、今日は休むことを考えましょう」と伝え、その場を去りました。翌日、Jさんは一緒に探した病院のうちの1つに受診し、腹水の治療を受けてきました。

6.「断酒は難しい、減らすことを目指したい」

　その日から2週間ほど断酒。すっかりお酒も抜けたので、顔色も良くしっかりとした口調で話すようになりました。断酒できている理由は「お金がない」ことによるものでしたが、そのときにJさんは「私には完全断酒は難しいので、減らすことを目指そうと思います。チューハイの9％を5％に変えて、500mlを2本までに減らそうと思います」と話しました。断酒ではなく節酒でいくというのです。

提案その二▷

　私には、節酒で本当に安全にいけるのだろうかという迷いがもちろんありました。でも、Jさん自身が決めたことです。その意志を尊重したいという思いもありました。

　それからは毎日お酒を飲むことはなくなっていきました。食事もしっかり食べるようになり、徐々に顔色も良くなっていきました。睡眠時間も6時間以上確保でき、体力も回復してきたため、再び派遣の仕事をやってみようという意欲が湧いてきました。

7.訪問したら、友人と宴会中

　ところが、です。訪問に行った際に「今日は友人が来ているので、玄関先でいいですか」と言われたので、何かあったのかなと思っていたら、酒臭がしたのです。目も虚ろだったので、「大丈夫ですか？ もし飲んでいたら説教したり、叱責したり

はしないので教えていただきたいんです」と伝えたら、Jさんは「それもあるんですけれども……。今日は友人が来ていて……」と話します。すると部屋の奥から「小瀬古さーん、なんで私の所には訪問に来てくれないのー！」と声が聞こえてきます。「聞いたことのある声だな？」と思い、奥を覗いてみると、当時、私が訪問していた別のアルコール依存症の診断を受けている利用者がいたのです。入院先の病院が同じだったようで、たまたま道で出会い、そのままJさん宅でお酒を飲む流れになったようです。

　家の中は布団が敷きっぱなしで、机の上には缶チューハイ9％の500mlが何本も置いてある状況でした。Jさんは腹水の治療を受けたあとで、肝機能障害も深刻だと聞いていたことから心配はありましたが、その場は宴会状態でしたので、次の予定だけを伝え、その日の訪問は終えることにしました。

　正直、そのとき私は、この2週間お酒を減らし、食事も食べられるようになり順調に進んでいたのに、こんなに一瞬でスタートに戻ってしまうんだと思い、Jさんの頑張っている姿や働きたい希望を語られた姿を思い出しながら、やるせない気持ちになりました。そして、Jさんの自宅に転がり込んできた友人（その人も利用者ではあったのですが）に対しても、「なんでこのタイミングで……」と猛烈な憤りを感じました。

　しかし、これが依存症という病なのです。自分の意志だけでコントロールすることが難しい。それ故にやめ続けることも難しいのです。だから周りは巻き込まれ、努力したのに裏切られ、嫌気が差して離れていくのです。そして本人はますます人に頼ることができず、依存物質のみが頼みの綱となり、孤立していく。そんな病なのです。

8. 飲むメリット、飲むきっかけを確認する

　その日を境に飲酒量は増えていきましたが、缶チューハイ9％、500mlを2本までで抑えることはできていました。訪問時にはなんとかシラフの状態を保ってくれているときもあったので、お酒を飲まずにいられたときにどんなプロセスがあったのかを振り返る機会を持ちました。

　その際、まずお酒のメリットを尋ねました。メリットから聞いたのには理由があります。Jさんはこれまでお酒を飲むたびに周りから非難を浴びたり、自分自身で失敗したという経験を積み重ねています。それでもお酒を飲んでしまう状況があったということは、そこにJさんなりのメリットがあったからだと考えるからです。

もしかすると、アルコールを飲むことで自分を保っていたのかもしれません。いずれにしてもJさんを理解するためには、飲む理由を理解し、それを共有することが必要です。

Jさんは「飲むきっかけは、いっぱいありすぎて自分でもよくわからないけれども、いつも飲むときは、不安で不安で、身体が動きにくくなる。お酒を飲むと楽になって、不思議と動けるようになる。それがお酒のメリットです。でも、お酒が抜けると同じように動けなくなる。何もできない自分が嫌でまた飲む、という悪循環だと思います」と話します。

次に、飲まずにいられたときにはどんな生活をしていたのかを尋ねると、「食事に偏りがなく、いろいろ食べていましたね。自炊をしたり、散歩に行ったり、働きたいと思ったり、旅行雑誌など好きなものにも触れていました」と言います。そして「入院もしたけれど、断酒していた時期は身体が楽だったんですよね。普段の自分に戻っていけるような感じです」とも話しました。

そのあと自炊もするようになりました。「久々なので包丁を使うのにもけっこう力が必要でしたね。筋力も落ちているんでしょうね」とJさんは笑顔で話しました。牛丼や肉じゃがなどを作るようになりました。それまではお米も買うことはなかったのですが、少しでも節約したいという思いもあり、ご飯を炊くようになりました。訪問看護師にメニューが単調になってきたと相談するようになり、一緒にネットでメニューを考えたり、節約や時短レシピなどを調べたりするようになりました。

9. 旧友との再会という刺激

ある日、学生時代の友人から連絡があり、何年かぶりに会おうということになったようです。日程が決まってからは、Jさんの活動性はさらに向上し、「友人に会うのに白髪ばかりだと恥ずかしいからね」と言い、2年ぶりに美容院に行きました。

久しぶりに家族以外の人に会うことや、レストランでの食事ということもあり、当日はかなり緊張していたようです。しかし当日は、Jさんの期待とは違ったようです。

学生時代からの友人ということもあり、Jさんの話す近況に対して「こうしたほうがいい」というアドバイスばかりを受けたようです。それがJさんにとっては説教のように聞こえたのでした。Jさんは「友人に会えたのは嬉しかったけれど、私の事情をわかってもらえない感じが強くて、あまり楽しくはなかったですね。逆に

人と接することに怖さが出てきました。今の自分を人は受け入れてくれないんじゃないかって」と話しました。

　これがきっかけで飲酒量が増えるのではないかと思っていたのですが、缶チューハイ5％、500ml、2本の晩酌で制御することができていました。生活は崩れることなく、1日1回は散歩や図書館、買い物など、どこかに外出するということを続けていました。

10. 食べられなくなり緊急入院、急変

　ところがある日、Jさんから、「最近、食事が食べられなくなってきている」という相談がありました。食べても味がしないというのです。気分の落ち込みも自覚していて、「寝ているときだけ、すごく気持ちいいんです」と話します。その週には受診に行くように伝え、Jさんも「肝臓の専門医がいる病院で診てもらいます」と話しました。その数日後、父親から「総合病院に行って検査をしたら、肝炎が進行しているということで、即日入院になりました。入院期間は2週間ほどと聞いています」と連絡がありました。

　しかし、それから1か月ほど経過しても音沙汰がありません。私のほうから連絡しようと思っていた矢先、母親から電話がありました。「先週、病院で娘の体調が急変し、亡くなりました」という知らせでした。私は突然の訃報に戸惑いを隠せず、しばらく言葉が出てきませんでした。

壁10 こんな手もある

小瀬古伸幸

提案その一

状況 利用者は自力ではお酒をやめられないので、訪問看護の援助を受けたいと言う。

訪問看護だけでは荷が重いケース。内科医を巻き込むことができたらよかった

この事例は、精神科病院に3か月間入院し、退院して訪問看護が入り、そこから亡くなるまでが3〜4か月ぐらい、という早いスピードで展開した事例でした。最初に関わった時点で、飲むと腹水が溜まり、神経障害も出ていた状態だったので、すでに相当飲んでいたことがわかります。

ただ、ご本人が病院を渡り歩いたため、決まった内科医がいたわけではなく、診察を受けると内科医からは毎回「即やめなさい。このままだと死ぬよ」と言われていたようです。しかしご本人は「断酒は難しいから節酒でいく」と言っていたので、ご本人が自分の身体を深刻な状態としてちゃんと理解していたかどうかは微妙だと思います。

今振り返ると、こうした身体に関わる問題を訪問看護だけで判断するのは荷が重すぎる事例だったように思います。もっと内科の医師を巻き込むことができていたらよかったはずです。

精神科の訪問看護師は、相手が内科医だと、精神科の医師と違って話が通じるかどうかを懸念して、看護側からあまり連絡を取らないということをしがちです。その上、精神科訪問看護の場合は、指示書は精神科から発行されているため、指示書をめぐって内科医に連絡する機会もなく、ますます連絡が取りづらいこともあると思います。その結果、内科の医師が何を考え、どのように治療し、どのように処方するかといった情報が抜けてしまいます。

しかしこのケースのような身体状況であれば、**早めに身体を診るドクターと密な連携を取っておくことが理想だったと思います。この人に主治医がいなかったなら、主治医を作るところから支援が必要だった**という意味です。

主治医がいれば、検査データに基づいて「どれくらいの量のお酒を飲んで、こん

な身体状態が何日続いたら入院する」など、本人とも具体的なレベルで話をすることができるので、訪問時に状態を確認した際に緊急性の判断もできたと思います。

ですのでこの事例での最重要ポイントは、「**看護だけで支援をしない**」「**内科医を巻き込む**」だったと思います。

🖐 アルコール依存症は時間との勝負

アルコール依存症の場合、身体の病気が併存していることも多く、訪問に行ったら倒れていたり、亡くなっていたりすることもけっこうあります。そのため、あとから私たちがどうすればよかったのかと悔やむようなことが少なくありません。

とはいえ、アルコール依存症の人のケアは、そこまで簡単ではないこともよく知っています。主治医を作るにもご本人に受診してもらう必要がありますが、すべてをこちらが整えるとイネイブラー（お世話をすることで依存を長引かせてしまう人）になる懸念もあるし、そうならないようご本人の主体性は尊重したい。けれども身体リスクがあるため時間との勝負でもある。その匙加減が難しい。そこがアルコール依存症の人を看ていくときに私たちが常に悩む部分です。

提案その二

状況 利用者が「断酒は難しいので節酒でいく」と言う。

🖐 節酒を支持するだけでなくリスクを話し合うべきだった

何につまずいたのかを考える上で、もう一度、簡単に経過を振り返ります。まずJさんは断酒を目指していましたが、断酒を続けることの限界を感じ、アルコール量を減らし、安全に飲むという方向にシフトチェンジしました。私はJさんの思いを尊重し、アルコールの影響を最小限にできるような飲み方を一緒に模索していきました。そのプロセスにおいて、Jさん自身が感じるアルコールを飲むメリットを話し合ったり、飲まずにいられたときの生活を振り返ったり、旧友に会っても生活が崩れなかったなど、さまざまなエピソードがありました。

これらはJさんを主体においたケアという意味では間違っていなかったと思います。しかし、医療者である私は常に葛藤していました。「安全に飲むということを

支持したけれども、もはや身体はアルコールに耐えられる状態ではないかもしれない」ということです。しかし、そのような状況下でも、Jさんの「節酒でいく」という思いを支持していたのです。

では、改めて問います。私は何につまずいたのか。

それは**この葛藤をJさんに伝えようとしなかったこと**です。なぜ、しなかったのか。答えは単純明快です。「断酒にしていきませんか」と伝えたならば、Jさんの心理的負担が増し、再飲酒につながるかもしれない。と同時に自分との関係性が崩れるかもしれない。それを心配したのです。「生活が崩れていないのだから、今のアルコール量を維持すれば大丈夫」。このような思いで自分自身を納得させていました。

でも本当であれば、Jさんの思いは認めた上で、アルコールを飲み続けることのリスクを話し合うことはできたはずです。**Jさんがどのようにリスクへの備えを考えているのか、私たちがどのように支援していけるのか。ここをJさんと話し合えなかったことが**、今でも私の心に大きな後悔として残り続けています。

🖐 生活全般へのハーム（害）を話し合う。自助グループを検討してもよかった

「お酒を飲まない」ことによる害（ハーム）を減らす（リダクション）目的で、「節酒」を決めましたが、しかし今から振り返ると、**生活全般に及ぶ害（ハーム）への視点を本人と話し合う**機会を持ってもよかったと考えます。生活全般への害というのは、例えば「飲酒すればするほどボロボロになっていく身体と付き合わなければならない」といった害です。

これを話し合うためには、私とこの利用者さんとで、やはり腹を割ってお互いの心配事を話すことが必要でした。

また、「寂しい」ことや「不安」が飲酒の理由であるともおっしゃっていたことを考えると、**自助グループへの参加を勧める**ことも検討してもよかったのかもしれないという思いも残ります。

壁11

断酒する気は一切なし。
救急車を呼ぶも、乗車を拒否した人

〈アルコール依存症、COPD、60代男性／契約から1週間で死亡〉　　　事例提供：木下将太郎

---

1. 誤嚥性肺炎。原因はアルコール

　　Kさんは60代の男性で、アルコール依存症とCOPDの診断を受けていました。

　　あるとき肺炎を起こし、総合病院に入院しました。酸素吸入が必要な状態になることもあったのですが、肺炎が改善し酸素吸入が不要になると、自ら退院を希望して帰宅しました。

　　ちなみに肺炎の原因は誤嚥性のものだったので、アルコール摂取の影響が考えられました。そのため、アルコール依存症の継続的な治療と看護、COPDの気管支拡張薬の使い方を補助する目的で、<u>提案その一</u> 総合病院の地域連携室から当事業所に訪問看護の依頼が入りました。

2.「苦しい思いは二度としたくない」が「アルコールはやめない」

<u>提案その二</u>　　訪問看護の契約を結ぶために自宅へうかがうと、Kさんは「息が苦しくなり死ぬような思いは二度としたくない。定期的に訪問してくれる人がいるのなら」と訪問看護の導入については快諾されました。

　　しかしアルコール依存症に対しての考え方を聞くと、「断酒をする気はない」と即答しました。その言葉を聞き、私の中では「飲酒を繰り返していたから、誤嚥性肺炎になって死ぬほど苦しい思いをしたはずなのに、そこを理解していないのかな？」と疑問を感じましたが、これを初回からKさんに投げかけることは控えました。

114　　　五章　アルコール依存症で、身体状態が悪化している

3. 初回訪問から酩酊状態。酸素飽和度が低い

契約後、訪問看護に行くと、いきなり飲酒しており酩酊状態でした。私から何を言っても「ええんじゃええんじゃ、苦しゅうないし」と答え、意思疎通が取れない状況でした。酩酊しているときのサービス提供は行わない決まりですし、そのことを契約時に伝えてもいたのですが、KさんはCOPDがあり、身体状態急変リスクが高いと判断し、酩酊状態ではありましたがバイタル測定や全身状態の観察を行いました。

すると喘鳴があり、ときどき咳き込み、酸素飽和度も80%後半から90%前半を行ったり来たりしていました。緊急に受診が必要な状態と判断し、主治医へ報告。受け入れ準備をしてもらって救急車を要請したのですが、救急車が着くとKさんが乗車を拒否。救急隊員も説得してくれたのですが、結局救急車には乗らず、自宅で様子を見ることになりました。

翌朝警察より連絡があり、Kさんが自宅前にて倒れているところをアパート住人が見つけ、亡くなられていたということでした。

Kさんと顔を合わせたのは契約時とこの初回訪問1回のみで、導入から亡くなるまでは1週間という短さでした。仲間からは「仕方なかったよ」と声をかけてもらったことを覚えています。

4. どういう身体状態なら救急車に乗せる、を決めておくべきだった

しかし私にやれることが全くなかったとは言えないのではないか、と思います。先にも書きましたが、私の後悔は、入院になった経緯とアルコールの関連について、深掘りした会話をKさんとできなかったことです。

Kさんには「お酒を飲み続ける」という意思がありますが、「苦しい思いは二度としたくない」という思いも持っていました。ですから、私があのとき恐れずにアルコールと息苦しさとの関連を言葉にしていたら、Kさんのお酒に対する思いが少しは変化していたかもしれません。

もう1つは、身体的な異常が起きたときの対応について、契約時にKさんとやりとりをしておくべきだったということです。

アルコールをやめる意思がないため、酩酊し正常な判断ができない状態になることは予測できていました。ですから正常な判断ができない状態だとしても、「身体的な状態がどのようであれば病院へ搬送とするか」「病院でどのような治療を受け

`提案その三`

断酒する気は一切なし。救急車を呼ぶも、乗車を拒否した人

るか」を話し合い、取り決めを作っておくべきでした。それがあれば、酩酊してい
たとしても救急車に乗せ、Kさんの命を守ることができたのかもしれません。
　短期間しか関われなかった事例ではありますが、やれることがあったとすればそ
の点ではないかと思っています。

壁11 こんな手もある

進あすか

提案その一

状況 地域連携室から、アルコールが関連するケースとして依頼が入った。

身体がからむ場合は、早期にカンファレンスを開きたい

　アルコールによってすでに利用者さんの身体がかなり悪くなっているのに、利用者さん本人には断酒の意思がないという事例ですね。

　スタッフの多くは、身体がからんでいる場合も「今自分が持っている情報だけ」で動こうとする傾向があるのですが、身体のことを精神科の訪問看護師だけで判断していくのは荷が重いだけでなく、かなり無理があります。アルコールのケースは展開が早いこともありますし、数値的な根拠を持って判断していく必要があるからです。

　そのためもし私が担当者であったら、**可能な限り早期に関係者を集めたカンファレンスの設定をお願いする**と思います。入院中であれば退院前カンファレンスの際に私も呼んでもらいたいと希望します。"早期に"と言ったのは、"あとで"やろうでは手遅れになることがあるからです。

　カンファレンスには、少なくとも紹介してくれたワーカーや、病棟の看護師、直前に関わっていた人など、今まで試行錯誤を一緒にしてきた人に同席してもらうのがよいでしょう。

　そして、現在の身体の状況、ドクターはどう言っているのか、どういう状況なら再入院と言われているのか、などの情報を出してもらいます。

　ただし、そうした話が出るたびに、毎回ご本人に「経過をずっと見てきた人たちはこのように言っているんですけれど、どうですか？ そうだなと思います？ そうじゃないところ、ありますか？」と聞いて、**ご本人の気持ちや認識と差があれば明らかにしていくようにします**。ここで医療者だけで話すと、ご本人が蚊帳の外でお客さん状態になってしまい、主体性が失われてしまうので注意です。

11

断酒する気は一切なし。救急車を呼ぶも、乗車を拒否した人

提案その二

状況 利用者は「息が苦しい思いは二度としたくない」と言うが、「断酒する気はない」と言う。

支援者としての心配を伝える

　とはいえ今回の事例では、カンファレンスは開くことなく進んだので、看護師とご本人とだけで話をしていく場合に、何をどこまで、どのように話を進めていけばよいかを考えてみます。

　契約のためにうかがったら、Kさんは「息が苦しくなり死ぬような思いは二度としたくない」と言うけれど、「断酒をする気はない」とはっきりおっしゃっています。

　となると、木下さんも書いているように、**「今、命に関わる状況なのだ」という認識がご本人にどれくらいあるのかが疑問**ですよね。ご本人は、息がいくら苦しくても、ほんとうに死ぬとは思っていなかった可能性がある。

　木下さんもKさんの認識に違和感を感じていたけれど、それをご本人には投げかけなかった。それは木下さんの中で、「誤嚥性肺炎の話をするならば、飲酒の話もしなければならない。でも飲酒を否定するようなことを初回に言ったら、関係性が作れないかも」という懸念があったからだと推測します。

　たしかにKさんが「断酒する気はない」と言っているのに、「でもね、誤嚥性肺炎にならないためには……」と「でも」を付けて言ったりすると、そもそもの関係性の入り口からシャットアウトしてしまうことになるのでよくないですよね。

　こういうときに会話を続けるポイントがあります。それは、**支援者としての心配を伝える**ことです。例えば次のような言い方をすれば問題なく話を続けられます。「誤嚥性肺炎は命に関わる病気だから、私はメッチャ心配なので、ちょっと聞いていいかな。体のほう、先生は何て言ってます？」。

　こうやって聞いていくと、もしかしてご本人は「心配いらない」「別にいい」のように、話を続けるのを嫌がったりするかもしれませんが、そういう場合は「これ命に関わるから、ここをなしにできないの、私、看護師だから」というように専門性を一歩押し出します。「もし何かあったとき、私はすごく後悔する。医療者として出会ってるのに」と踏み込みます。

👋 身体を丁寧に見せてもらって観察し、状態を伝える

アルコール依存症や摂食障害など、身体状態が落ちている状態にあると、利用者さん本人では自分の身体状態に気づきにくく、冷静な判断が難しくなっていることがあります。そのような場合は、「私はとても心配しているので、身体の状況を見させてもらってもいいですか？」と許可を得て、**身体の観察を丁寧に行ったほうがよい**でしょう（異性の場合は配慮が必要ですが）。その上で**「私から見ると、今こういう状態のように見えます」と伝える**ことで、ご本人が自分の状況に気づくきっかけを提供することができます。

👋 当初から、訪問回数を多く設定するという手もある

訪問回数を多く設定するという手もあります。「こんな状態だから、ちょっと毎日来させてほしい」と伝え、**退院直後だったら週5回。最低でも週3回などに増やす**のです。

訪問した時に生活全部が見れるわけではないし、誤嚥性肺炎になるほどの状態を繰り返しているのだから、どういう生活がどのように肺炎につながっているのかを早めに知りたいからです。

提案その三

〰〰〰〰〰〰〰〰〰〰〰〰〰〰〰〰〰〰〰〰〰〰〰〰〰〰

状況 「身体がどういう状態なら搬送する」を話し合い、決めておくべきだったと後悔。

👋 入院の基準線は、これまでの経験や、医師から言われた数字などを活用する

木下さんが、「どういう状態なら救急車に乗せるかをとり決めておくべきだった」と振り返っていますが、たしかにそこまでを初回面接時（あるいは契約時）に決めておきたかったですね。

あくまで「私が心配なんだ。でも私はあなたのことがわからないから教えてほしい」という姿勢を保ちながら、**「今まではどんな状態になったら病院に行ってたんで**

すか? どうなったら入院してたんですか?」と聞き、ご本人が語る話を基準に、入院の基準線を取り決めて看護記録に書いておくことができればよかったと思います。

なお、基準線は新たに決めるのではなくて、**今までやってきた線を活用**します。例えば以前入院した時に、医師から「こういう状態になる前にもっと早めに入院しておけばよかったよね」と言われている可能性もあるので、利用者さんに確認します。

あるいはもっと明確に、医師から「数字としてこれぐらいになったら入院、あるいはこういう治療を開始する」と言われているかもしれないので、利用者さんに確認するようにします。

利用者さんにしてみたら、質問されなかったのでずっとあやふやだったのかもしれません。私たちが問うことで、「そういえば先生がこう言ってた」「そういえばこうしてた」と言語化できて、自分でもそれを意識して主体的に使えるようになります。

精神科の主治医が内科の主治医と連携を取っているのかどうかも、できれば知りたいところです。

経験の伝承
(進あすか)

精神科訪問看護には2つの段階(時期)があります

1段階目は、「自分の病気・症状を知って今の生活を整える」時期です。自分の症状がどんなときにどんなふうに出やすいか、そしてこんなときはこうしたらよい、などを知ってコントロールしていきます。コントロールが利くまでは、訪問看護が週に2回、3回と多めに入り、生活が安定してきたら週1回に減らしていきます。

けれど、精神科訪問看護の問題として、ずっとこの1段階目のまま同じように訪問看護を続けてしまうことがあるんですね (壁1のケースで「現状維持のハグ」をやっていたのは、その可能性があるなと思いました)。

本来は、「自分の病気・症状を知って今の生活を整える」がなんとなくできるようになったら、2段階目として「人生を変えていく」ところの支援に移りたいんです。具体的には、「こんなことをやりたい」と、セルフマネジメントしていくということです。それは例えば「友だちとの関係を増やしていきたい」とか、「仕事をやってみたい」とか、「結婚したい」とか、今いる現状の外に出てみることです。

こうした新しいことに挑戦していくと、他者と関わることになりますよね。そして他者の反応はコントロールできないから、想定外の反応をもらって利用者の精神症状が悪くなりやすい。そういうときにもう一度訪問看護を週2回などに増やし、やりたいことを続けるにはどうしたらよいかを看護師と一緒に整理しながら、生活を整えていくのです。

訪問看護師の多くが、この2段階目に挑戦することに看護の力が必要だと思っておらず、「現状を保つためだけ」の支援を続けている。これは残念なことです。

私は、「精神科訪問看護は、利用者さんにセルフマネジメントしていく力を付け、卒業するところまでをサポートするもの」なのだということを、今後、声を大にして伝えていこうと小瀬古さんと話しているところなのです。

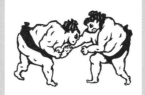

六章

自閉スペクトラム症と本人の特性から、支援が定着しない

この章も、3章同様、激しい感情を露わに攻撃してくる利用者ですが、
感情の揺れは個人の特性によるところが大きく、関わりが難しかったケースです。
ベテラン看護師はかなり慎重に進め、丁寧に関わりましたが、
それでも最後は利用者自らが支援をやめたいと言って離れていきました。
支援者側に明確な落ち度があったわけではない、
という意味では、上級者編の事例だと言えるでしょう。

壁12

支援を求めるが、猜疑心が高まると混乱し、支援を切ってしまう人

〈自閉スペクトラム症、40代女性／最終的には、訪問看護を中断〉　　　　事例提供：小瀬古伸幸

---

1. 怒りの爆発が制御できない

　　Lさんに訪問看護を受けるよう勧めたのは通院先の相談員でした。相談員からの情報では、Lさんは感情の波が激しく、一緒に暮らしている70代の母親にその矛先が向くことがあるとのことでした。

　　以下は、私たちとの初回の面談で、Lさん自身が症状として感じていることを話した内容です。「昼に起こった出来事が消化できない。どう動いたらよかったんだ！　と爆発してしまう。全部気に入らなくなるんよね。母親に暴言を吐いたり、自分で自分の手を叩いたりすることもある。対処しようと思うけど、怒りが速すぎて追いついていかない感じ。そんな日は夜の8時を過ぎると頭の中はパチンコのフィーバー状態。母親への暴言は覚えていないこともあるんだよね」。

　　Lさん自身も感情が爆発する引き金がわからないとのことでした。母親と距離を取るために、Lさんが障害者施設にショートステイすることも考えましたが、自宅以外で過ごすのがストレスになるとのことで、訪問看護の導入が検討されることになりました。

---

2. 独特の表現に気づく

　　訪問看護の導入目的は、感情の波と付き合えるようになることと、母親と距離を取って安心して生活できるようになること、としました。

　　訪問看護が入って約1か月、Lさんがやや独特な表現をすることに私たちは気づきました。例えば、感情が荒ぶったときを「修羅場」、不安を感じたときを「自分が怖がっている」、母親との関係がこじれたときを「家の中が戦場」「地獄に叩き落された感じ」など。そうした表現を聞いたときは、文脈から意味が推測できても、ど

ういう意味なのかを必ず確認するようにしていました。

　Lさん自身も話が相手に伝わっていないと思うときがあるようで、「きちんと説明してるのに人は理解してくれない」と話していました。その不満は主に母親に対してでしたが、一部の支援者に対してもありました。

　もちろん母親はLさんを理解しようと話を聞いていましたし、支援者もLさんの意向を確認して支援を進めていました。しかし意図した通りにやってくれなければ、Lさんにとっては「理解してくれない」という解釈になるようでした。

3.就労継続支援B型での不満

　その頃、Lさんが受けていた他の支援はヘルパーだけでしたが、居場所的な通所先を探していました。働くことを見据えてでしたが、母親と一緒にいる時間を減らし、心理的距離を取る目的もありました。しかし、Lさんはセルフプラン（計画相談支援を受けず、自身で「サービス等利用計画」に代わるものを作成すること）で進めていたため、情報は限られ、かつこだわりもあり、通所先はなかなか見つかりませんでした。

　1年ほど前から行政の相談窓口に行き、相談員がLさんと面談を重ねていました。その際相談員から、「計画相談を受けてはどうか」と再三提案があったのですが、Lさんは「支援者があいだに入ると勝手に支援を進められる。自分の思いとは違う方向にもっていかれるからセルフでやっていきたい」と断っていました。

　しかし、その相談員が退職することになり、継続して相談を行える体制を整えたほうが望ましいのではないかという話になりました。その頃にはLさんもこの相談員に代わる人を見つける必要性を感じていたため、勧めに応じて計画相談を受けることを了承しました。

　翌週には、計画相談を担当してくれる事業所が決まり、すぐに通所先（就労継続支援B型）も見つかりました。最初の頃は、そこでの作業も楽しめ、「スタッフや管理者もいい人たちばかり」と話していました。でも、それも長くは続きませんでした。

　1か月ほど経過した頃から、他のメンバーやスタッフへの不満が表出されるようになりました。「自分がいつも座っている席に座ってきたり、作業しているのに話しかけてきたりする。他のメンバーさんも迷惑をしているのにスタッフは何も対策をしていない」といった内容です。

　もちろん事業所はメンバーへの対応は行っていましたが、Lさんの考える対応で

はなかったのです。不満が蓄積され、その反動が、自宅内で母親を支配するという
形で現れてきました。

4. 母親へ家族支援を開始

　母親の生活を困難にしていたのは、Lさんからの「物を動かすな」という指示で
した。Lさんは物の配置を細かく決めていました。本やDVD、服などを床に置い
て、その配置にこだわりがあったのです。

　一見すると床に物が散乱しているように見えます。しかし、Lさんとしては法則
性があり「動かすな」というわけです。高齢で杖を使っていた母としては、自分の
部屋に行くときの妨げになるため動かすこともありました。するとLさんは激怒し
ます。「謝れ！ お前が謝るまで私は許さない！」と罵声を浴びせるのです。

　母親をサポートしていかないと倒れてしまうと私は思いました。そこで、「お母
さんの話を聞くための訪問看護」を提案しました。Lさん自身も母親に感情をぶつ
けていることに罪悪感を持っていたので、すぐに同意してくれました。

　いざ始めてみると、それまで寡黙だったお母さんが、訪問時間目一杯を使って自
分の思いを話しました。それだけ1人で感情をかかえていたということです。

　訪問看護が入って2か月が経過した頃、母親とLさんの思いのすり合わせを行い
ました。どちらの思いを優先するでもなく、お互いの思いを知るというところに重
点を置きました。なぜなら、お母さんの話を聞くうちに、Lさんと目指すところは
同じだと感じたからです。

　かねてからLさんは、「母親とは仲良くしていきたい。足が悪くなる前は一緒に
日帰りバス旅行とかも行っていた。またあの頃のように笑って話をしながら、いろ
んな所に行ってみたい」と話していました。お母さんも「なぜ娘と関係性がこじれ
てしまったのか。以前は、仲良く2人で笑い合うことも多かったのに。またあの頃
のように普通に話をしたい」と言っていましたので、思いは一緒です。

　結論から申し上げると、このすり合わせはうまくいきました。Lさんは母親のこ
とを大事に思っているけれども、自分の感情を発散する先が母しかない。そして発
散したあとはいつも罪悪感を持っていました。一方母親も、足が悪くなってから娘
に頼りきりで迷惑をかけているという負い目から、自分の思いを伝えられず押し殺
していました。言いなりになることで罪滅ぼしをしていたのです。

　私も加わり3人で、母親が負担に感じていること、Lさんが譲れないこだわり、
それらをいったん紙に書き出し、落とし所を一緒に考えていきました。その結果、

母親の生活に一番支障を来していた物の配置については、母親の生活圏外の部屋に整理することになり、解決しました。

5.計画相談を一方的に解約

数か月後、また新たな問題が勃発します。

提案その一 担当の相談員（計画相談を作ってくれる担当者）との決別です。私が気づいたときには、Lさんは「解約します」というメールを担当者に送っていました。

Lさんに確認すると、「支援は時間の無駄遣いだとずっと感じている。相談員のホームページにいつも騙される。結局自分で漕いでいくしかない。作業所もいい加減で無理。半年も経つと変わる。自分の話を聞いてもらえなくなり、見てもらえなくなる。今の通所先だけでなく、どこに行っても同じ。相談員には、よくもこんなに打ち崩してくれてと思う。最初は良かったけれども、時間を取ってもらえないし、共有できなくなる。面談の時間も取ってもらえない」と矢継ぎ早に話しました。

Lさんの不満は、相談員や支援者に頼っても、熱心なのは最初のうちだけで、半年も経つとその支援が変わるということです。私はLさんに承諾を得た上で、相談員に経緯を確認しました。

以下は相談員から聞いた話です。

最初の頃は通所支援を導入することもあり、2週間に1回の面談を行っていたが、支援が安定してからは1か月に1回と頻度を減らしていた。そのことはLさんも了解していた。通所先の管理者は、最初の頃は熱心に関わっていたようだが、メンバーの入れ替えや増員があり、関わる時間が徐々に短くなっていったようだ。それを不満に感じてか、Lさんは「通所先を変える」と言ってきたので、自分（相談員）は別の事業所を探した。自宅から歩いて10分ほどの場所にある1か所を紹介できたが、Lさんからは「送迎がないから無理」と一瞬で断られたとのこと。ヘルパーによる移動支援に関しても、本人の希望は「車を使ってくれて、長時間行きたい所に連れて行ってくれる支援」。なので、「そういう所があれば紹介するけれども、正直そこまでやってくれるところはない」と説明したとのことでした。

最後に相談員は言いました。「Lさんは、自分のことだけを考えてくれる支援者を求めており、これまでは母親がその役割を担っていたのではないかと思う。でも、高齢になって母親が受け止めきれなくなり、そのフラストレーションが私に向いたのではないかと思っている。自分は悪者になってもいいので、支援者を代えても限界があることを知ってほしい。その経験を次の支援に結び付けてもらえたらと

思う」。

6. 再び計画相談を受けたいと希望

その頃、母親に介護保険を使った訪問リハが導入になり、以前よりも生活動作が円滑になりました。それに伴いLさんも気分の不安定さが少なくなりました。Lさんは再び計画相談を受けたいと希望を出しました。前任の相談員との決別から半年ほど経った頃です。

理由は、現在の通院先まで1時間以上かかるため、近場の病院に変わりたいということでした。それに伴い、通院の送迎を探すか病院を変えるかの相談をして、支援体制を組み直したいとのことでした。

前任の相談員とのこともあり、「できること」と「できないこと」の枠組みを明確にして関わる必要があることを、私自身、肝に命じていました。行政の担当相談員が、<u>相談支援事業所をLさんと一緒に探し、受け入れてくれる所が見つかりました</u>。後日、日程調整を行い、Lさんの自宅でケア会議をすることになりました。

> **提案その二**

その矢先です。行政の相談員から連絡が入りました。Lさんが号泣して次のように訴えたと言うのです。「訪問看護では今、Aさん（当時、私の後任となった管理者）が主に来てくれているが、小瀬古さんに来てほしい。理由は小瀬古さんの場合は困ったことを整理してくれるが、Aさんには発達の特徴とだけ言われる。Aさんにうまく伝わらない」と。

この頃、組織編成のために私自身が事業所を抜け、管理者はAさんに代わっていました。それはLさんも認識していました。私自身は、母親の家族支援で月に2〜3回ほど訪問することはありましたが、Lさんへの訪問は月に1回あるかないかという程度でした。

その翌週、ケア会議が開かれることになりました。注意深く展開するために、ケア会議前日に私がLさん宅を訪問し、会議の目的、Lさんの希望、どのような話をしたいのか等を一緒に整理しました。加えてケア会議当日は、開始前に行政の担当者と共に私がLさん宅を早めに訪れ、再度会議の目的や内容の共有を行いました。

7. 1つ1つ丁寧に進めたケア会議だったが

ケア会議の参加者は、Lさん、母親、行政の担当相談員、新たに入る計画相談の

担当者、通所先の管理者、小瀬古、A管理者でした。ヘルパー事業所は、時間が調整できず不参加でした。

　まずヘルパー事業所についてLさんの意向を確認しました。Lさんは「ヘルパーに、ワゴンの中に物を入れるのをやめてと言っても何度も同じことをする。中には生理的にダメな人もいるからやめたい」と話されました。一方で、買い物などの移動支援は必要という認識があり、必要な支援を見直し、再度、Lさんに選択してもらうことになりました。

　次に調子の不安定さがあると通院が滞ることもあるため、通院の付き添いをしてほしいという希望がありました。それに対しては、計画相談の担当者が事業所を探すことになりました。

　最後に通所（作業所）については、人の視線が気になることがあり、家に帰ってからストレスがよみがえる。でも週に1回好きな作業があるので、そのときだけ参加するということになりました。

　また、支援者と食い違わないよう、Lさんの感情を吐き出すノート（以前から対処として使っていたもの）と、支援者が書くノートの2つに分け、支援者のノートはいつでも誰でも確認できるよう、Lさんの自宅に置いておくこととなりました。

　訪問看護については、引き続き管理者Aが主に担当し、状況を整理しながら、気分の波と付き合うことをサポートすることで了承しました。

提案その三　以上の内容を紙に書き、<u>Lさんに不明な点や、勝手に進められたと思う点、自分の思いと相違のある点はないか</u>を確認しました。Lさんは「特にありません」と言い、その会議内容を書いた用紙を双方、持っておくようにしました。

　ところがです。翌日Lさんから事務所に電話がありました。「昨日のケア会議のことで、めちゃくちゃ怒っているんです！ 結局どうなったのかわからないし、私が必要な支援は、ヘルパー支援だけなんです！ 他の支援はいりません。今はAさんが管理者をやっているのはわかっています。でも、ここまで関わっているのは小瀬古さんなので、伝えておいてください。計画相談も、通所も、訪問看護もやめます」と。

　ケア会議でLさんが了解したことと電話の内容が180度変わっていたため、私は非常に戸惑いました。直接顔を合わせて話し合うことが必要だと考え、翌日訪問することをLさんに承諾してもらいました。

8. 信頼関係が崩れていく感覚

　　訪問すると、母親が迎えてくれました。数分後に奥からLさんが現れ、「訪問看護は納得して使ったことがない。やってほしくないことをやった」と話します。まずは納得していなかった内容について尋ねました。「管理者がAさんにバトンタッチされて、この先、大丈夫なわけない。私は、あの人とは馬が合わない」と話します。

　　これまでもAさんと思いのズレを埋めていった過程があったため、そのことを振り返りますが、「そんなこと覚えていない。そんな話はもういい！」と語気を強めます。母親が「まずは1か月休止とか、段階を踏んだほうがいいと思うよ」と伝えますが、「お母さんは関係ないから入ってこないで！」と遮ります。

　　計画相談の話になり、「あの人（相談員）もヘルパーの件で電話をかけますと言ったのに、折り返しかかってこない」と話します。Lさんが電話に気づかなかったことが以前にもあったので、着信履歴を一緒に確認しました。すると、履歴が複数残っていましたが、Lさんはそれには触れず、「自動的に支援が進んでいっている。この計画相談を入れることもそうだった」と話します。

　　「いえ、今回はLさんが希望した相談支援です。相談員もサービス等計画書を作成するに当たり、ヘルパーとのあいだに入り、Lさんの思いを懸命に伝えてくれました。そのときにLさんが書いたメモも残っています」と伝え、そのメモを見せると、Lさんは少しハッとした表情をしましたが、目線をそらし、「本当、怖いわ。誰かを介するとズレるということがわかった。ヘルパーは続けるよ。でも計画相談はいらん。全部、セルフでいく。ずっとそうするわ」と。

　　その瞬間、これまで積み上げてきた信頼関係が一気に崩れたような感覚を覚えました。そこからは、訪問看護終了について、主治医と相談してもらうよう伝えるのが精一杯でした。

9. 街中で発見されたLさん

　　それから1か月ほど経ったある日、母親と口論になったLさんは自宅を飛び出しました。貯金を切り崩しながらホテルを転々として過ごしていたようです。その間、母親とはLINEや電話で連絡を取り合っていました。しかし貯金が底を尽き、街中で泣いているところを通りがかりの人に声をかけられ、警察に保護されたようです。その後、通院先の病院へ入院することになりました。

もし他者に委ねず、セルフプランで進めていたらどうなっていたか……想像で
しかありませんが、おそらくこれまでの経過を考えると、セルフプランであっても
問題は起きていたでしょうし、再び相談支援のニーズが出され、支援者はそれに応
えて、を繰り返していただろうと思います。ですから、問題が起きなくなるわけで
はありません。

　けれども、少なくとも支援者との関係が完全に切れてしまうことはなかったので
はないかと思うのです。そして、「Lさんの揺れに付き合うことそのもの」がケアな
のだという捉え方もあったことに気が付きます（しかしそれは、支援者にとっては我
慢比べに近いものがあり、相当な忍耐強さ、タフさが必要になることなのですが……）。

12

支援を求めるが、猜疑心が高まると混乱し、支援を切ってしまう人

壁12 こんな手もある

小瀬古伸幸

提案その一

状況 相談支援事業所を入れても、そのあとで本人が解約してしまう。

✋ セルフプランのままでいったほうがよかったのかも？

このLさんは、私がある程度ベテランになってから関わった人で、相当にいろいろなことに注意しながら進めた人でした。そのためある程度の期間は関係が持続できたのですが、やはり終わりがきてしまった事例です。

一連の経過を振り返るとわかるように、支援者は、Lさんが発する「○○に困っているから△△してほしい」という言葉を受けて動いています。振り回されているように見えますが、相当な注意を払いながら関わっていたので、振り回されているというニュアンスとは少し違います。

その証として当初、訪問看護はうまく進んでいました。その理由は、Lさんに何かやってあげるのではなく、行動するのはLさん、その行動をサポートするのが訪問看護、というスタンスで一貫していたからです。

一連の経過を振り返っても、決して過剰な保護を有した関わりだったとは思いません。しかしLさんには不満が募っていった。なぜか。**セルフプランを手放し、他者に委ねたから**ではないかと思われます。

以下、その切り口で考えてみます。

セルフプランであれば、Lさん自身がサービス等利用計画案を作成する必要があります。しかし計画相談が入ると、作成したものを確認はできますが、プランの書類作成そのものは相談員が行います。

もちろん、Lさんの思いを反映するために、ケア会議の前後にLさんの意向を確認し、齟齬のないよう紙に書いて共有していました。しかし、それでも必ず齟齬が生じました。つまり、Lさんが支援を進めているという主導権を感じるには、絶対的な要素として、Lさんに社会資源の情報は提供し、選択するところは手伝いますが、**プランの作成から提出までのプロセスは"自分で行う"**ことが必要だったということです。それがなければ、100万回確認しようとも、Lさんの感覚としては「勝

手に進められている」となったのではないでしょうか。**主導権を奪われた感覚**、これが最大の理由だったのではないかと考えます。

提案その二

| 状況 | うまくいかなかった経緯があったが、すぐに別の相談支援事業所を入れた。

✋ 本人の特性を考え、タイミングを見定めたかった

　さらにこの事例を振り返ったとき、自分として気になったのは、再び支援を増やそうとしたときのタイミングについてです。

　Lさんが支援体制の見直し・追加を希望してきたとき、私はそれに応じる形ですぐに動いたわけですが、今思えば、この時期、訪問看護の管理者が私から他の者に代わり、新しい関係が始まったばかりでした。そのようなタイミングに訪問看護以外の新しい支援を増やそうとすることは、ますます混乱しやすくなる可能性もあったと思います。

　特にLさんは、日頃から「人は自分のことをわかってくれない」という悲しみと怒りの感情を強く持っている人でしたので、新しい支援者が増えることで、また新しい感情の波が生じ、疲弊する可能性を考えるべきだったかも、と思うのです。

　つまり支援体制を増やそうとする前に、導入するタイミング自体についてLさんと話し合う必要があったのではないかということです。

✋ 本人にそれをどう言うか

　Lさんにそれをどのように切り出せばよいでしょう。単に「今じゃない」と言うと、Lさんは「訪問看護が支援を入れさせてくれなかった」と不満に思う可能性があります。

　今の私ならこのように伝えます。

　まず、前置きとして、「支援を増やす前に、私が思っていることを、1つの意見として話してもいいですか?」とLさんに断りを入れます。この準備がないまま話をすると、Lさんは私が意見を押し付けたと感じるかもしれないからです。

　その前置きのあと、こう話します。

「Lさん自身が今の生活でたくさんの大変さを感じていることは理解しています。それについて、どのようなことがあればLさんの助けになるのかを考えていきたいと思っています。ただ、今は、訪問看護の管理者の交代があったばかりです。これから私以外の管理者に引き継いでいくと、その者との関わりでLさんはエネルギーを使います。そんなときに、さらにもっと新しい支援者が入ると、Lさんが消耗してしまうのではないかと私は心配しています。それについてLさんの考えを聞きたいのですが、どうですか」。

ポイントは、「Lさんの助けになりたい」という私の思いと、「私は心配している」ということを、その理由と共に丁寧に伝えることです。その上であれば、Lさんは自分でも考えをまとめ、本当に今、新しい支援を入れることが適切かどうかを検討できるのではないかと思います。

提案その三

状況 Lさん宅でケア会議を実施。本人も納得していたが、次の日にやめるとの連絡が。

共同意思決定を目指すべきだった

もう1つ、私がもっとやれたなと思うのは、共同意思決定（shared decision making : SDM）をしていくことです。

Lさんを入れてのケア会議は表面的にはうまくいったように見えましたが、実際には上辺だけだったと感じます。ケア会議では、Lさんの希望に対して、支援者がやれる支援を見繕い、それらの情報を提供し、Lさんが選ぶという形で行われました。それはLさんにとっては、メニュー表を見せられて、好きなほうを選ぶよう促されているような**お客さん感覚**があったと思います。

そういうあり方ではなく、本来であれば、支援の方針そのもの（本当にその支援が必要なのかどうか）の検討から、みんなで行うべきだったと思います。つまり、支援チームとLさんで共に検討し、決定するプロセスが必要だった、ということです。

選択肢と結果を分けて、メリット、デメリットを一覧表にする

　Lさんが「もう一度計画相談を受けたい」と希望した場面から、今の私ならどうするかを考えてみます。

　この場面において、前任の相談員がうまくいかなかった経験から、私は「できること」と「できないこと」の枠組みを明確にして関わるように気を付けましたが、それだけでは不十分だったと思います。その枠組みはあくまで支援側のものであり、Lさんにとって納得できるものではなかったからです。

　ではどうすればよかったのか。

　まずは「支援者の立場として、Lさんが思う支援ではないと感じたときに、つらい思いをするのが心配だ」という思いを伝えますが、それでも支援を増やしたいという場合は、「1つ1つ、選択肢とそれによる影響を分けて、**各選択肢のメリットとデメリット**について考えていきましょう」と伝え、**結果を一覧表にしていく**と思います。

　例えば、通所に関しては、「週に1回の好きな作業のみ参加する」をLさんは選びましたが、これまでは週3回通所していました。だから通所を減らすと結果がどうなるのかをイメージしながら話し合う必要がありました。

　週3回通所するメリットとしては、通所先では単に作業をするだけでなく、そこで昼食が食べられること。また通所に行くことにより、母親との物理的な距離が取れるため、その時間が母親の休息時間にもなることが挙げられます。デメリットとしては、作業所で嫌なことがあったり利用者とのトラブルが起きると、そのイライラを家に持ち帰り、母親に感情をぶつける場合があることです。これを一覧表にしながらLさんに尋ねてみれば、これ以外にももっとメリット、デメリットを教えてくれたかもしれません。

　このような一覧表を見ながら、支援の内容を双方向で検討することがあったならば、Lさんは**「自動的に支援が進んでいる」**という感覚を持たなかった可能性があります。

　訪問看護においても同様です。管理者Aにバトンタッチしたことによるメリット、デメリットを挙げて、一覧表にして話し合うことが必要でした。話によっては訪問看護を別の事業所に変えたいという思いが出てくるかもしれません。その選択肢も視野に入れながら話し合うことが重要だと思います。

12

支援を求めるが、猜疑心が高まると混乱し、支援を切ってしまう人

本人の特性を見て、結論を急がないほうが よいこともある

　そして、選択全般において、早急に結論を出す必要はないことを明確にしておきます。

　「今すぐ決める必要はありません。できる限りLさんが納得できる支援を選択できるようサポートしたいです。お母さんと相談したり、少し自分で考えたりする時間を持つことが大事だと思います。いかがでしょう」と伝えます。

　この、**すぐに決めない、自分で考える時間を持ってもらう**ということが必要だったと思います。Lさんは支援が必要だ、困っている、と言い、もちろん主観的には困っているのですが、自閉スペクトラム症というご本人の特性から、人との間で感情や考えが理解し合えないことにたびたび悩んでいる方でした。そういう特性を持つ人に、あまりにも一気にいろいろな支援を増やすと、人間関係だけで混乱してしまう面があったと思います。その意味では、複数入れられる支援でもあえて今回はやめて1つだけを追加する。それが定着したら、次を考える、というようにゆっくりと調整する手もあったのではないかと思います。

　このように振り返ると、Lさんにまだやれることはあったなと感じます。

経験の伝承
(進あすか)

利用者さんの「やりたいこと」の見つけ方

　私が、「精神科訪問看護は現状維持ばかりしていてはいけない。利用者さんが"こんなことをしてみたい"ということに挑戦できるよう支援しよう」と伝えると、こう言う看護師がいます。「私も、利用者さんが現状のままでなく、何かやりたいことに挑戦してもらいたいと思っています。でも利用者さんに聞いてもやりたいことがないって言うんです」と。

　精神科の利用者さんは、「今の生活は困っていないけれど、意欲が湧かない」とか「困っていないけれど、この先が見えない」という人がけっこういるのですが、ホントに？ホントにその人は、自分でもこれでいいと思っているの？ということです。

　利用者さんが意欲を出すとっかかりは、短期間の関わりでは見えないことがあります。長期間関わって併走して、その人を深く知ればこそ、「あぁ、この方はこういうことが好きなんだな」「このためだったら普段見せない力を出すんだな」と見えてくることがたくさんあるのです。

　1〜2か月の関わりでは見えないものなのに、スタッフたちはそこで踏ん張れないで「何がやりたいのかを早く知りたい」そして「利用者に変わってほしい」と望んでしまう。そしてそれが叶わないと、「この利用者さんは意欲がない」「変わらない」と結論づけて探すのをやめてしまう。

　精神科訪問看護では、短期で見るべきものと長期で見るべきものがある。この2つの時間の流れを持とう、と提案したいのです。

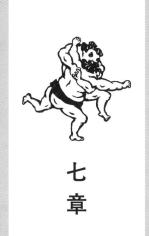

七章

激しさ、不安定さで
支援者を翻弄する
ボーダーライン
パーソナリティ症を
もつ人たち

　　　この章の事例3つはボーダーラインパーソナリティ症の人たちです。
　　彼らの激しさ、不安定さに寄り添うのは、ベテランであってもなかなか大変なことで、
　　　　　ベテランだから失敗しないというわけではありません。
　　ただ、ボーダーラインパーソナリティ症の人への対応にはいくつかの原則があります。
　　　　そのことを、事例を通して理解していってもらえたらと思います。

壁13
働くための支援が始まったら、
見捨てられ不安が大きくなった人

〈ボーダーラインパーソナリティ症、20代後半女性／
最終的には、事業所変更を申し出てこられて終了〉　　　　　　事例提供：小瀬古伸幸

1. リストカットをめぐって前のステーションと衝突

　　Mさん、20代後半の女性、ボーダーラインパーソナリティ症、ヘルパー支援 (移動支援、調理など) を受け、生活保護を受給中の方です。

　　当事業所との関わりが始まる前の1年間、Mさんには別の訪問看護ステーションが支援に入っていました。Mさんはリストカットがやめられない状態にあるのですが、その事業所の担当者は、生命の危険があるという判断から、カミソリを見つけるたびに取り上げ、危険物として管理をしていたようです。ある日、訪問看護を提供中にMさんが包丁を持ち出し、刃先を手首に当てるということがありました。担当者は対応困難を感じて警察を呼び、事態は収まりましたが、Mさんは「自分がつらいと思うことばかりをされる」と話し、その訪問看護ステーションとの契約は終結となりました。

　　ただ、本人も訪問看護が必要という認識はあり、相談支援員を通して別の事業所を探すことになりました。その際、Mさんの選択を尊重するために、複数の事業所と面接を行ってから選ぼうということになり、そうした経緯で当事業所にも連絡が入りました。

　　紹介してくれた相談員は、「リストカットがあり、支援が難しい人だと思う」と言います。それを聞いた私は、逆にスイッチが入ったのを覚えています。面接した翌日には当事業所の訪問看護を受けたいという連絡が入り、心のなかでガッツポーズをしました。そうしてMさんの支援が始まりました。

2.「リストカットをやめることは強要しない」と伝えた

　　最初に私が意識していたのは、リストカットを「やめなさい」と制止したところ

でやめられないということでした。そこで、最初の段階でMさんに、「リストカットは、今のMさんにとっての命綱なのかもしれませんね。だから私たちが止めたり、やめさせたりはしません」と伝えました。それを聞いたMさんはホッとした表情を浮かべていました。

　リストカットを止めない代わりに私がしようとしていたのは、リストカットをせずに過ごせているときの具体的な行動や感覚に目を向け、そうした日常の行動をMさんと共に確認し、リストカットから置き換えていこうということでした。私はMさんと中・長期的に付き合う覚悟をしていました。

3. どういうときにリストカットをするか

　Mさんがリストカットをするときのパターンは3つありました。

　1つ目は、引き金は何もないけれどなんとなく寂しい、孤立感を強く感じる、誰にも頼れない感じが襲ってくるなど、自分の気持ちが揺れたときに対処として行うものです。

　2つ目は、他人が何気なく言った言葉が引っかかり、気持ちが揺れたときに、心の安定を図るために行うものです。例えばヘルパーさんの言葉で気持ちが揺れたときは、ヘルパーさんが家にいる最中にもリストカットをすることがありました。

　3つ目は、訪問看護の終了時間が迫ると、手元からサッとカミソリを出し手首を切るというものでした。毎回ではないものの、何の前触れもなくやるので、私自身も最初は驚きと困惑でフリーズしそうになりました。しかし本人と「安全な部位を安全な深さで切る」ことを約束できてからは、私も冷静に見守れるようになりました。

4. 寂しさや孤立感が強すぎて、対処法が機能しない

　リストカット以外に苦慮したのは、緊急電話（24時間対応体制加算）への対応です。特に夜間、「今、手首を切ったんですけど、どうしましょう」という連絡が2日に1回はかかってきました。自分で応急処置ができそうなときはそれを指示し、難しいときは近医に受診してもらうようにしていました。

　しかし、リストカットをしたあとに電話をもらっても対処はこの2つくらいしかありませんので、このやりとりを繰り返したところで進展はありません。

　そこで私は伝えました。「リストカットする前に電話がほしい。電話をくれた

ら、どのようにしたらその日を乗り越えられるかを一緒に考えていきたい。あるいは訪問看護に行った際に、切りたくなったときの対処法を考え、看護計画に記しておき、1つずつやっていくようにしたい」と。Mさんは了承しました。

　次から、訪問看護の際には、対処法を一緒に考え、看護計画に記しました。そして前兆を感じたらそれをやってみると決めました。ところが、緊急電話は減るどころか増えていきました。電話口のMさんは「対処法をやったけれど、効果がない。しんどい……苦しい……切りたい……」と訴えます。

　理由は、Mさんの寂しさや孤立感でした。それについて私は、「寂しさや孤立感はすぐには解消されません。そうした感情とどう付き合っていくのかを、訪問看護のときに考えましょう」と対応していました。でも、うまくいきません。Mさんは不快感情を保持することができず、119番に電話して救急車を呼びます。時には入院することもありました。しかし入院先の主治医も、Mさんの状態が入院治療で改善するものではないとすぐに理解するので、数日で退院します。この「事業所に緊急電話→119番に電話→入院→数日で退院」というサイクルがしばらく続きました。

5. 波はあれど、気が付けば1年間入院しなかった

　それでも私たちは訪問するたびに、リストカットの引き金を探したり、リストカットをしていないときのセルフケアを共有することを地道に続けていました。半年ほど経過すると、徐々に救急車を呼ぶことが減っていきました。

　その時期にMさんから手紙をいただきました。次のような内容でした。

　「私は10代の頃からリストカットをしています。今はやめたいけれどやめられない状態です。そんな私を、スタッフの皆さんは支えてくれる。訪問看護事業所を代えてよかった。本当にそう思います。これからもよろしくお願いします」。

　私はスタッフと喜びを共有しました。救急車を呼ぶことが減っているという現実もあり、「Mさんはリストカットの呪縛から解かれ、新たな人生を歩み始めたんだ」、そんな思いすら湧いていました。利用者の力を信じ、エンパワーメントすること。すぐに結果が出なくても諦めないこと。この一件で、私のモチベーションが上がったのは言うまでもありません。

　とはいえ、その1週間後にはまた調子の波が現れ不安定になりました。リストカットも続いていました。そんなときはどうしても支援している私たちの気持ちも下がります。心がくじけないよう事業所内で支え合いながら、訪問看護ではMさ

んに起きた出来事を振り返り、対処法を探して共有し、リストカットせずにいられている時間に目を向けていくことを続けました。

そうして気が付けば、1年間ほどは入院することなく在宅生活を送ることができていました。なんとか踏ん張れているMさんの底力を強く感じました。

6.「働きたい」。本人の言葉に張り切った私

1年入院しなかったことは、Mさんにとっても大きな自信になったようでした。Mさんは、「入院せずにいられたのは、訪問看護の皆さんが私の気持ちを否定せずに支えてくれたおかげです。次は働きたいです」と話されました。

この思いを聞いたとき、私の中で多少の変化が起きました。それまでは心理的距離を考え、踏み込みすぎないように心がけていました。でも、私たちが訪問看護として入るようになってからもう2年。その間の関係性の蓄積や、Mさんから「働きたい」という言葉が聞かれたこと、この2つから、「率先してサポートしていきたい」という思いが強くなったのです。

そこからの訪問看護では、将来の希望を聞いたり、働くことを実現するための計画を立てたりと、働くことに向けての対話を重ねました。最初のうちはMさんも、自分ができそうな仕事ややりたい仕事など、いろんな話をしてくれました。でもある日突然、「やっぱりしんどい。もう無理です」と話されました。理由を聞いたところ、「まだ無理しているし、働くなんてやっぱりできない」と言います。

提案その一

その言葉を受けて「今回はやめたほうがいいのかも」という思いが私の頭をよぎりました。しかし「いや、ここはちょっと踏ん張りどころじゃないか」とも思いました。なぜなら、これまで積み重ねた実績から、「何があってもサポートできるはず」という自信があったからです。そのため次のように伝えました。「今まで乗り越えてきたし、今回も絶対大丈夫。私も支えるから、やってみましょうよ」と。

7.「理想化」と「見捨てられ不安」が強化されて

ボーダーラインパーソナリティ症の人の特徴として、ある人を理想化し、その人から見捨てられるかもと思うと不安が強くなるという傾向があります。そうなると、見捨てられる不安を解消するために、なりふり構わぬ行動に出ることがあります。

先程の私の言葉、「私も支えるから、やってみましょうよ」は、通常であれば、非

常に力になる言葉だと思います。しかしＭさんの場合は、これが見捨てられ不安に直結したようです。そしてその不安を緩和させるための行動が増えていくことになりました。

　まず、緊急電話が激増しました。その数、1日10回以上。加えて、過呼吸を起こすようになりました。引き金を突き止めようとしても、Ｍさんは「特にいつもと変わらない。引き金はわからない」と話します。実際にストレスになる出来事や生活への変化はありません。では、なぜ状態が悪くなっていったのか。

　それは、Ｍさんに伝えた「私も支えるから、やってみましょうよ」にある隠れたメッセージです。この言葉を反転させると、「良くなったら支えは不要」。つまり、状態が改善したり働けるようになったら、支援者が遠ざかっていく。そうした思いを感じていたのではないかと思います。

　当時の私はというと、まさか原因が私の言葉だったなどとは全く気づいていませんでした。そのため訪問看護ではこれまでと同じように、引き金を探すことと、症状のない時間帯のセルフケアを共有することを粘り強く続けていたのでした。

8．「効果のあった薬を飲んでほしい」という私の思いから再び過呼吸に

　2か月ほど経過した頃、主治医がクエチアピンを処方しました。飲み始めてみると、過呼吸を起こすことなく冷静に話をする時間が増えました。Ｍさんも私たちも薬の効果を感じていました。

　ところが、Ｍさんは薬を自己中断します。その理由は「食欲が増し、体重が増えてきた。太るから飲みたくない」とのことでした。実際にその副作用は現れていました。その思いは受け止めたのですが、やはり効果が現れていたので、なんとか続けられる方法はないかを一緒に考えました。しかし、20代の女性にとって体重増加は深刻な問題です。主治医と相談してほしいとも伝えました。主治医からの答えは、「始めたばかりなので、頓服としてでもいいから服用してほしい」とのことでした。

　緊急電話の頻度が再び増えるようになりました。「ハァハァ……」という過呼吸が20分近く続くこともありました。過呼吸中は電話をつないでいますが、こちらから何か話しかけても返答ができない状態です。対処として、吸った息を10秒ほどかけてゆっくりと吐くという呼吸法を共有していましたが、実行していない様子でした。話しかけに対して、何回かに1回は「うん……」と返事はできますが、「危機を乗り切るためにクエチアピンを頓服薬として使用してはどうか」と伝えても、

体重増加を懸念して使いません。ある程度呼吸が正常に戻るまで、長いときには30分以上要することもありました。これが毎日のように繰り返されます。

　再び先行きが見えなくなり、行き詰まりを感じる私がいました。そしてますます「効果のあった薬物療法を受け入れてもらわなければいけない」という思いが強くなりました。

9.「薬でしか過呼吸を止められない」と言ってしまった

　ある日の訪問時、過呼吸による緊急電話について振り返ろうとしましたが、Mさんはうつむいたまま何も話しません。私は、過呼吸がコントロールできるようなんとか薬を飲んでほしいという思いから、「過呼吸が起こりやすそうな前兆や、それが起こった後の対処は一緒に考えていけるけれども、過呼吸が起こることそのものは、薬の促しでしかやりようがない」と伝えました。

提案その二

提案その三

　Mさんは何も言わず、一点を見つめるのみでした。沈黙の時間だけが流れ、私は次回の訪問予定だけを伝え、退室しました。

　その1時間後、事務所に電話が入ります。Mさんから「訪問看護をやめたい」という連絡でした。驚きましたが、ほんの少し予想していた反応でもありました。

　その日の夕方に、私のほうから折り返し電話をしました。「訪問看護をやめるにしても、一度会って話をしませんか」と。すると「わかりました」と承諾してくれたので、内心ホッとしました。

　翌週、訪問すると手紙を準備してくれていました。それは次のような内容でした。「薬でしかやりようがないといった言葉は私にとって非常につらかった。自分の感情なのにいつもコントロールできない。訪問看護をやめると言ったけれど、本当は私にとって必要だとわかっています。でも、無性にやめたくなる。言っていることがめちゃくちゃですよね。"もうダメ"と思うと突き放したくなる。そのくせ、私をもっと見て、となる。正反対の感情に揺さぶられて苦しい……」。

　その手紙を読み、私は自分の言動を反省しました。こんなに傷つけてしまったのだと。「薬の促しでしかやりようがない」という言葉は、以前、本人に伝えた「私も支えるから、やってみましょうよ」とも相反するメッセージです。Mさんにとっては、「薬を飲まなければ小瀬古は支援できない。だから飲むべきだ」、そう突き付けられたように感じたのだと思います。

10.「どんなことがあっても見捨てない」と伝えたが

　大変反省した私は、Mさんのほうを向き、「どんなことがあっても見捨てないし、支援は継続していきたい」と伝えました。すると安堵の表情を浮かべられ、訪問看護は継続となりました。

　しかしそれから2か月が経過した頃のことです。訪問看護にうかがうと、ドア越しに「会いたくないので帰ってください」と言います。

　理由を聞きましたが、何も返答はありません。仕方なく、次の予定だけを伝えて帰りました。その日からキャンセルが続きましたが、過呼吸があると緊急電話がかかってきます。しかし電話だけでは詳細な状態が把握できません。

　そこで主治医に連絡してみました。状況を伝えると、「診察時には訪問看護のキャンセルについては話題としてあがっていないので、診察時に訪問看護を受けるように伝えてみる」とのことでした。診察日の翌日にMさんへ連絡すると、主治医からも話があったからなのか、翌週訪問することは承諾してくれました。

　訪問時、Mさんに会ってキャンセルをする理由を聞きました。Mさんは「思い出せない」と話します。緊急電話をかけてくる理由を尋ねると、「しんどくなったときにどこにもかけるところがないから」と答えます。しばらくの沈黙のあと、「訪問看護やめます」とボソッとひと言発します。訪問看護をやめたあとに同じ状況になったら困るのではないかと伝えたところ、「我慢する」と。どう我慢するのかを具体的に聞いても、「思いつかない」と答えるのみです。ふた言目には「とにかく終わりにしたい」と話されます。以前、手紙に書いていたように、感情の波に振り回された言葉ではないかとも伝えましたが、「もうやめる」の一点張りでした。何を話してもその言葉しか返ってこなかったので、「主治医とも話をしてほしい」とだけ伝え、その日の訪問を終えました。

11.Mさんから電話が入ったが

提案その四

　その1時間後に事務所にMさんから電話があり、「訪問看護をやめると言ったらしんどくなった。次の事業所が決まるまでは続けたい」と言われ、継続の意思を示されました。

　このとき私の脳裏に浮かんだのは、「これって試し行為ではないか？」でした（試し行為とは、見捨てられ不安から相手が困るような行動を取り、本当に自分を見捨てないかを確かめる行為のこと）。だから彼女の言葉に乗って、「だったら他の事業所に移ら

ず、やっぱり当事業所を継続しませんか」などと言ったものなら、彼女の試し行為にまんまと乗ることになるのではないかと感じたのです。このとき私は、「この試し行為に乗ってはいけない。その切符を与えてしまうと、支援自体が立ち行かなくなる」と思いました。

そのため「当事業所をやめたい」という本人の選択は、そのままいったん受け入れる形を取ったほうがよいと判断し、次のひと言だけを伝えました。「わかりました。では、次の事業所が決まるまでは継続ということにしましょう」と。

12. その後の経過

そのあとの経過をお話しします。

2か月ほどで、移行する事業所が決まりました。最後の訪問看護では、これまでの振り返りを行いながら、どのように感情の波と付き合ってきたのかを一緒にまとめました。

提案その五　移行した後、すぐにその事業所の訪問看護も中断になったようです。しかし、未だに当事業所への依頼はありません。だから、その先でどうなったかはわかりません。

私が自分の力を過信した結果、本来のケアに立ち戻れなかった。そして、支援が中断した。結末としては、失敗です。

この経験が私たちに与えてくれたものは何だったのでしょう。

最後に、対比の意味で、このケースのあとに支援した、ある利用者からいただいた手紙の言葉を紹介します。Mさんと同じ診断名を持ちますが、私たちとの関わりを経て、訪問看護を卒業していった方です。

「どんなに私の感情が荒ぶったとしても、訪問看護の皆さんはいつも同じスタンスで向き合ってくれました。良いときも悪いときもそうでしたね。そのお陰で不安定になったとしても、戻れる場所があると思えるようになりました。それは不安定をどうにかしようではなく、不安定になっても大丈夫という安心だと感じています。ありがとう……」。

壁13 こんな手もある

小瀬古伸幸

提案その一 ▶

状況 「もう無理」という本人の言葉を受け止めず、強引に就労を勧めた。

自分の気持ちを正しく理解した上での言葉だと気づく必要があった

　この事例を書いた当時、私は自分の最初のしくじりを「効果のあった薬を飲んでほしいという思いからおかしくなった」と振り返っていたのですが、今読んでみると、もっとそれより前にしくじりを起こしていたことに気が付きます。それはMさんが「やっぱりしんどい。もう無理です」と言ったときです。

　私は、1年間入院しなかったことを「Mさんには底力がある」と評価していたのですが、本当は医療を使いまくってなんとか入院せずにやっていたのであって、Mさん自身も感覚としてかなり無理をしていたのですよね。

　Mさんは就労をやめたいと言っているのに、私は、「ここは踏ん張りどころだ」と思い、「私も支えるから、やってみましょうよ」と押し進めてしまいました。しかしMさんにはエネルギーが残っていないため、その無理が、いずれ過呼吸や緊急電話が増えるという状態で表現されることになっていったのだと思います。

　もしここで私が、「やっぱりもうしんどい。もう無理です」と言ったことを、**「Mさんは今の自分自身を感じ、向き合えている」**と気づけたならば、それ以上就労に固執することはやめて、Mさんのセルフケアに目を向け直すことができたのではないかと思います。

提案その二 ▶

状況 「過呼吸は薬の促しでしかやりようがない」と伝えた。

相反する指示・対応をしている自分に気づけていなかった

　さらに今、振り返って気づくのは、私の伝えた指示や対応が矛盾するものだったということです。

支援の冒頭では、私はMさんがリストカットすることを「本人なりの対処」として認めていました。だからMさんはリストカットを浅くしながらも、家での暮らしを1年間続けていました。しかしそのあと過呼吸になったら、私は「過呼吸が起こることそのものは、薬の促しでしかやりようがない」と言ってしまった。

　つまり、リストカットに対してはMさんの主体性を認めていたのに、過呼吸に対してはMさんの主体性は認めず、こちらの判断を一方的に伝えるという矛盾した関わりをしていたことになります。

　こうした矛盾は、Mさんにとって居心地の悪さや、わかってもらえない不安として蓄積していったのではないでしょうか。それが「訪問看護をやめたい」という連絡や、「正反対の感情に揺さぶられて苦しい。私を見捨てないで……」という手紙につながったのではないかと考えます。

　Mさんの手紙を読み反省した私は「見捨てない」とMさんに伝えましたが、そのあとキャンセルが続くようになりました。

　そして私は、そうなった原因として、本文で「自分の行き詰まりを正直に伝えられなかったからだ」と書いていますが、今読むと、それを伝えることができていたとしても、状況は変わらなかったと思います。なぜなら私は上記のしくじりに明確には気づけておらず、Mさんにとって苦しい状況を維持し続けていたからです。

提案その三

〔状況〕 何も言わずに「薬を飲んでほしい」という圧をかけた。

✋ 言葉をかけ、「どんなMさんでもいい」という態度を取れたらなおよかった

　過呼吸のときの私の対応も気になります。

　Mさんは何度も過呼吸を起こし、緊急電話をかけてきました。最初のうちは、私も電話で深呼吸を促したり、過呼吸が鎮まるまで一緒に時間を過ごしていました。しかし回数が増え、時間が長くなり、何時間もその状態に付き合うとなると対応が難しくなります。

　翌日に訪問し、過呼吸による緊急電話について振り返ろうとしましたが、うつむいたまま何も話さないため沈黙に耐え切れず、思わず私はMさんが嫌がっている「過呼吸症状を薬でコントロールする」方向に進んでしまいました。

ではどうあればよかったか。それは、**「過呼吸に対する判断は脇に置き、それでもいいよ、とMさんの存在自体を認めるような時間を持つ」べきだった**と今なら思います。

具体的には、私の戸惑いを正直に表現しつつ、Mさんにそのときの沈黙をどう感じているかを次のように聞いてみると思います。「Mさん、この沈黙の時間をどう感じていますか？ 私も行き詰まり、どうしたらよいか困っています。でもMさんの言葉を待つこの時間はとても大切だと私は思っていて、大事にしたいと思っているんです」と。その上で「Mさん自身はどう感じていますか？」と聞いてみます。このように語りかければ、Mさんが何も語らない場合でも、その時間はMさんの存在を認めるものとして流れていくのではないかと思うからです。

この当時、「私も行き詰まり、困っている」と伝えることは、専門職としての私のプライドが許しませんでした。行き詰まりを解消するために、「効果があった薬を飲んでもらい、過呼吸という現象をなくしたい」と望む自分がいました。そのためコミュニケーションの方向がMさんの思いから離れ、「いかに内服してもらうか」だけに移ってしまったのです。

提案その四

〔**状況**〕「やっぱり当事業所を継続しませんか」と言えなかった。

過信と傲慢を捨て、仕切り直しをすべきだった

「次の事業所が決まるまでは続けたい」と言われたとき、本来であれば、もう一度、「私たちは見捨てない」ということを伝え、支援者が「できること」と「できないこと」を示し、お互いが引き受けなければいけない責任を仕切り直す必要があったと思います（「再構造化」するということ）。なぜなら、たとえそれが試し行為であっても、ケアが必要な状態だからです。

でも、このときの私はそうしなかった。なぜか。

自分の力を見誤っていたからです。事業所が変わっても、私たち以外のケアではうまくいかないだろう。だから当事業所の訪問看護を受けたいと、きっと戻ってくるだろう。そのときに仕切り直せばいい。そのほうがMさんも、自分の行動パターンに気づき、支援の効果が発揮されやすいだろう —— そんなことを考えてい

たのです。まさに**過信**でした。

　今思えばなんて**傲慢**なのでしょう。それまでＭさんと２年以上関わり、直近は入退院せずに支援できていた自負が、曲がった形で私にインストールされていました。

提案その五　〜〜〜〜〜〜〜〜〜〜〜〜〜〜〜〜〜〜〜〜〜〜〜〜〜〜〜〜〜

> **状況**　結局Ｍさんは戻ってこなかった。

支援者には、長期スパンで考える余裕が必要

　事例を振り返ると、私は完全にやる気スイッチが入り、ぐいぐいと強引に進めていたんだなと思います。あんなに緊急電話をかけてきて、24時間電話当番のときに支店とサテライトとのあいだで「どちらが電話を受けるか」で揉めるほどだった人が、「働きたい」などと、病気以外のことに関心を持ち始めたら、そのギャップが大きければ大きいほど支援者は応援したくなってしまうものです。

　今の私ならば、**「ここまで２年かかったのなら、これからも２年かけてやっていきましょう」**くらいの長いスパンで考える余裕がありますが、当時の私にはまだ余裕がなく、明るい希望を聞いて、早く喜ぶＭさんを見たいという気持ちがあったのだと思います。

　この事例は私に、在宅で暮らす利用者の支援をしていく際に、そうした余裕を持つ大切さを教えてくれたように思います。

壁14

特定のスタッフを激しくこき下ろし、
休職に追い込んでしまった人

〈ボーダーラインパーソナリティ症、軽度知的発達症、
40代後半女性／訪問看護を継続中〉　　　　　　　　　　事例提供：舩山晃平

---

1. 前の訪問看護ステーションとうまくいかなくなって

　Nさんは40代後半の女性です。ボーダーラインパーソナリティ症と軽度の知的発達症のある方ですが、糖尿病や腰椎ヘルニア、高血圧、便秘症など身体の既往もあります。ヘルニアの影響もあって長距離の歩行は困難で、外出は基本的に介護者が必要な状況です。

　訪問看護の他に、ヘルパーの家事支援・移動支援が入り、生活保護を受給しています。

　Nさんは10代より他者への暴力行為や解離性の失立、衝動的な自傷行為、処方薬の過量内服があり、精神科病院を転々としていました。40代に入り、入院と通院先の病院が1つに定まりました。そして約3年の入院期間を経て、病院・地域支援者と連携を図りながら、現在の居住先アパートでの生活がここ2年続いていたところで、当事業所へ紹介がありました。

　当事業所との関わりが始まる前の2年間、Nさんには身体と精神を併用して支援する別の訪問看護ステーションが支援に入っていました。

　そのステーションでは、清拭や希望時の入浴介助、浣腸、不安の傾聴などを、メインとサブの女性スタッフ2名が担当者制で担っていましたが、Nさんはメインのスタッフに好意的なものの、サブスタッフに対しては不満などネガティブな言葉を表出し、両者への操作的な言動も見られました。不安を訴えて事務所へ電話をすることもあり、その対応には1時間を要することもあったとか。苦しみや違和感を訴えて臨時訪問することも続き、ステーション全体の負担感が大きくなっていったようです。

　そのため精神科に特化した当ステーションへの紹介に至りました。

七章　激しさ、不安定さで支援者を翻弄するボーダーラインパーソナリティ症をもつ人たち

2. ステーションを変えたくないと言うNさん

当ステーションが契約前に新規面接を行ったときのことです。Nさんはステー

提案その一 ▶ ションを切り換えることに対して、「もう少し元のステーションのままでお願いし
たいんです。今変わったら余計不安になってしまう」と言い、心からは納得してい
ないようでした。

特に、当ステーションは担当者制ではなくチーム制で、その中に女性スタッフが
1名しかおらず、男性スタッフが2人いることに抵抗があったようです。

提案その二 ▶ しかしこちらが、「他者とのコミュニケーションのズレから調子や生活の組み立
てが不安定になり、なんとかしたいという思いがあるのでは？ そのために訪問看
護が入るのですよね？」と確認すると、最終的には契約を結び、当ステーションか
ら週2回という形での訪問看護が開始になりました。

3. 男性スタッフは嫌だと言うNさん

当ステーションの訪問看護は、通常は基本的に1人でうかがいますが、スタッフ
が初めて利用者さんと顔を合わせるときは、既知のスタッフと2名でうかがい、利
用者さんに紹介したり、その場で引継ぎをしたりします。

女性スタッフと男性スタッフが訪問し、次は男性スタッフ2名が訪問しますと告
げたときがありました。Nさんはその場では了承したものの、あとから事業所に、
「男性2人はとにかく無理！ 1人を受け入れるのに精一杯なんです！ 絶対に来させ
ないでください！」と泣き叫ぶような声で電話をかけてくることが続きました。

当時、私は入職1年目の新人でした。経験や知識が浅いことに加え、それまでの
経験はデイケアが中心でしたので、「なんだかとんでもない利用者さんが来てし
まったぞ」「顔を合わせる前に拒否って起きるんだ」とカルチャーショックを受けた
記憶があります。

結局、私がNさんの訪問看護に入ることができたのは、契約から半年近く経っ
てからでした。その間もNさんは、男性先輩スタッフにはネガティブな言葉を、
女性スタッフには好意的な言葉を発し、また訪問看護回数を自分の思う通りに増減
するために操作的なことを言う姿が見られました。

4. 女性スタッフの休職により入れるようになった私

最終的に私がNさん宅に入ることができたのは、女性スタッフがケガにより数か月間休職することになったためです。男性スタッフ2名の訪問看護を受け入れざるを得なくなったのです。

このとき私は、「動かしようのない事実があれば、Nさんは受け入れてくれるんだな」と思いました。実際、ボーダーラインパーソナリティ症に関するノウハウとして、限界設定やルールを設けることの重要性が述べられていることもあり、「やはり枠組みを作り、守ることが大切なんだ。ルールを変えてはならないのだ」と、私は考えるようになりました。

私が男性でも、一度訪問看護を受け入れてくれると、Nさんは「どうってことなかったね」と言い、男性2名が訪問しても拒否することなく数か月が経過しました。

提案その三 しかし休職していた女性スタッフが復帰した頃より、再び「男には来てほしくないのよ」と拒否的な言動が表出されるようになりました。

私が訪問すると、冒頭に「来てほしくなかったよ。私は身体が悪いんだから、精神的には大丈夫なの。精神科の訪問看護に来られると余計に具合が悪くなる。話をするだけで何もしてくれないじゃないの。せめて女性が来なさいよ」とネガティブなことを言われ、疲弊していく感覚がありました。

その一方で、会話を続けていくと、中盤から笑顔や普段のNさんらしさのあるコミュニケーションができることもありました。

別の先輩男性スタッフはNさんにこう伝えていました。「しんどいときこそ、訪問看護を活用して調子を戻していきましょう」。この言葉に勇気づけられていたのは私です。まずは訪問看護が定期的に入る枠組みを守るのが大切と思い、気持ちになんとか折り合いを付けて、自分を奮い立たせるようにして訪問に臨んでいました。

5. 先輩男性スタッフがこき下ろしの対象になってしまった

パーソナリティ症の特性として、スプリッティングが挙げられます。ある人に対して笑顔で非常に信頼し「理想化」した様子を見せたかと思えば、何かの拍子に嫌悪し、「こき下ろし」の対象になってしまうことです。

提案その四 Nさんへ訪問看護を継続していく中で次に起こったのは、ある先輩スタッフ（男性）への強いネガティブな言動です。順当にいくと、男性であり、知識と経験の浅い私が対象になるような気もするのですが、対象になったのはもう1人の先輩男性

スタッフでした。

　当時はなぜなのか不思議だったのですが、支援者としての力強い言葉はNさんにとっては嬉しさと同時に、期待に応えなければ見捨てられる、といった思いも誘発させ、ふとしたことから「こき下ろし」の対象に変わってしまったのではないか、と今の私はアセスメントしています。

　実際、看護記録を振り返ったところ、先輩男性スタッフの記録に「情緒的に関わりすぎた可能性あり」といった記載もありました。

　私はこき下ろしの対象になった先輩男性スタッフに、「Nさんがあれだけのことを先輩に言えるのは、ある意味先輩に甘えているんだと思う。信頼の裏返しなのではないか」といった趣旨の言葉を伝えました。

6. ネガティブ表出がエスカレート

　Nさんと私たちとの付き合いは2年目に入り、別の変化も起きるようになっていました。先輩男性スタッフへのネガティブな言動だけではなく、同スタッフが来るならキャンセルするという電話が入るようになったのです。

　その電話には、スタッフ間で相談しつつ持ち回りで対応しましたが、「訪問前にキャンセルの電話が入る」→「電話で説得して訪問に入る」→「訪問後にしんどかったと電話が入る」ということが繰り返されていました。

　また、先輩男性スタッフに対するネガティブな言動がさらに激しくなり、「話だけじゃなくて救ってよ！」「あんたなんか何の役にも立ってない！」などの言葉と共に衣類を投げつけ、それが先輩に当たるということが起きました。

　先輩スタッフはNさんと距離を置くため、2か月ほど訪問看護に入らないことになりました。先輩スタッフからは、「情緒的に消耗している」という言葉も聞かれ、直後ではないもののメンタル不調から数か月の休職に至りました。

　そのときになって、「Nさんは先輩に甘えている。信頼の裏返しだ」と言った私はどこか他人事であり、同じチームのスタッフとして自分事として捉えていなかったという後悔の念が生まれました。

　また、それまで私は、"どの訪問スタッフも受け入れてもらう"というルールを、パーソナリティ症であるNさんにも崩してはならない」という意識を強く持っていましたが、それに対しても疑問を持つようになりました。一面で正しさはあったのかもしれませんが、単にこちらの考えの押し付けであった可能性は否めないと思いましたし、また先輩スタッフもどのような思いを持ちながら訪問に入っていた

のか、とそのつらさを思いました。

7. 私もネガティブ表出の対象に

そして満を持して（？）、私もNさんの強いネガティブな言動に向き合うことになりました。

先述したように、Nさん自身は、コミュニケーションのズレから調子が不安定になっていくのをなんとかしたいという気持ちを持っており、強いネガティブな感情を他者にぶつけたくないという思いも持っています。

実際訪問すると、毎回調子の悪いNさんと相対するわけではありません。しかし時に感情の爆発に遭遇します。付き合いが2年目に入っても、そのスイッチがどこにあるのかはよくわかりません。

最も困った出来事は、自傷行為の予告でした。「この苦しみをお前が消さないで帰るなら、腕に刃物を刺してやる」と大声で脅すのです。その声を浴びつつ、私は目をつぶりながら、「私がいることでNさんはもっと感情的になると思うので、帰りますね」と「ごめんなさい」を繰り返し呟いて退室することしかできません。

2つ目は、医療職としてのスキルへの頭ごなしの否定です。例えば「あなたは精神の訪問看護ができるレベルに達してない。勉強不足じゃないの？」「作業療法士だからダメなんじゃないの？」「以前のステーションのほうがずっと対応が良かった」といった言葉です。またNさんには身体の既往もありますが、私たちが血圧や血糖を測定しようとすると、「どうせ何も解決してくれないし、意味がない」と拒否します。そのことにも悩みました。

こうした言葉は正面から受けてしまうとつらくなってしまいます。

現在の私でしたら、Nさんの言葉をすぐ否定せずに、「そういうふうに感じてるんですね。どのあたりから？」「おー！ 久しぶりに聞きましたよ。調子良くないときに出るやつ。何か変わったことありました？」なんていう返答もできるようにもなりましたが……。

8. 4年目に入り、新しい人も受け入れてくれるようになった

Nさんと当ステーションのお付き合いは4年目を迎えるところです。

私自身は訪問に入れるようになるまで半年近くかかりましたが、最近になって、

提案その五　新人を入れてくれるまでに要する期間は3か月→1か月と徐々に短くなってい

す。長いスパンで見ると、Ｎさんと訪問看護とのあいだで安心できる関係が少しずつ深まっているのかもしれません。

　感情が高ぶりそうなときや爆発したときのポイントも、以前に比べればＮさんとチームで共有できるようになりましたが、まだまだこれからというところです。

壁14 こんな手もある

進あすか

提案その一

状況 利用者が訪問看護ステーションを変わることに抵抗を示している。

✋ その人の状況や思いを知ろうとする

　多くのスタッフが、出会いの時期に何をするのかがきちんとイメージできていないように思います。出会いの時期には、まず利用者と関係を構築していく必要があるのですが、そのときに問われるのは「こちらのあり方」です。

　利用者さんとの関係づくりに失敗してしまう事例に多いのは、先に利用者に対してネガティブなレッテルを貼っていること。また訪問看護側に「自分たちを使うなら、この条件を利用者に受け入れてもらわなければならない」という思いがあることです。だから利用者がそれに従ってくれないときに、「この人、困難だわ」「ちょっと嫌だわ」という感情を持ってしまうのです。

　本来、最初にすべきなのは、**その利用者さんが、今どのような困難をかかえており、なぜこういう状況になったのか、どのくらい訪問看護を必要だと思っているのか**など、その人の状況や思いを知ることだと思います。

✋ 前のステーションとの積み重ねを無視せず、継続を考えてみる

　Nさんはステーションを切り換えることに対して、「もう少し元のステーションのままでお願いしたいんです。今変わったらよけい不安になってしまう」と言っています。

　看護は違うステーションが担当になっても継続されていくという視点が必要です。

　Nさんは人生の時間をかけて、いろんな医療者と一緒に病気との付き合いをやってきたのですから、それをなかったことにして一から始めるのではなくて、**「前のステーションがよかったんですね。どんな工夫をされてたんですか」「ウチのステーションでも、前のステーションさんで工夫していたことを取り入れましょうか」**というように、実施されてきた看護がどうすれば継続していけるのか、という視点があったらよかったと思いました。

提案その二 〉

状況 | スタッフが訪問看護の必要性を説得して契約に至った。

利用者の言葉を使うと主体性が生まれてくる

　また、ステーションを変えたくないという訴えに対してスタッフが、「他者とのコミュニケーションのズレから、調子や生活の組み立てが不安定になり、なんとかしたいという思いがあるのでは？　そのために訪問看護が入るのですよね？」と言っています。

　スタッフが言っている、この要約みたいな言葉も間違ってはいないから、Ｎさんは納得したような形になりましたけれども、ここにＮさんの言葉が入っていないので、Ｎさんにとっては自分の思いと一致した感触がなくて、押し付けみたいになってしまったのですね。だから、Ｎさん自身が訪問看護を活用しようという主体性にまでは行きつかなかったのだと思います。

　Ｎさんが「今変わったら余計不安になってしまう」と言ったのであれば、**その不安についてもっと聞く**ことをしてもよかった。なぜ不安になるのか、不安になるとどうなるのか。

　そうすれば、Ｎさんなりに自覚している症状や、困っていることを言語化してくれたはずなので、その言葉を使って、「**じゃあその、○○や○○というＮさんの困りごとを、△△になったらいいなという部分をお手伝いするために、私たちの訪問看護を使いませんか？**」というような言い方ができる。そうすると、俄然Ｎさん自身に、新しい訪問看護に対して主体性が生まれてくるのです。

　「**相手の言葉を使う**」というのはコミュニケーションスキルの１つなのです。

提案その三 〉

状況 | 利用者が「男性には来てほしくない」と言う。

「〜したい」「〜したくない」という訴えの奥にある理由を聞く

　Ｎさんが男性スタッフを嫌がり、女性スタッフを希望している点について、性別のことは「受け入れてくれないとどうしようもない」みたいな思いになりがちで

すが、そんなことはないと思います。

利用者が「～したい」「～したくない」と言うと、スタッフはそれに振り回されて、すぐに「できる」か「できない」かを答えようとするのですが、そうではなくて、**「なぜそう思うのか」「なぜその考えが出てきたのか」という一段深い理由（困難や経験や試行錯誤）を利用者に聞く**ことが大切なのです。

例えば入浴介助や清拭をＮさんが女性ならやってくれると思っているのなら、それはヘルパーさんでもできる。不安の傾聴であれば、内容にもよりますが、男性スタッフでも聞ける部分がある。これを全部一緒くたに考えて「女性スタッフがいい」と言っているけれど、1個ずつ考えたらホントに女性じゃないといけない理由ってあまりないかもしれない。そういうことも本人と一緒に解きほぐしていったらいいんですよね。

提案その四

状況 先輩男性スタッフへのネガティブ言動が激しくなり、先輩が休職する事態に。

ボーダーラインパーソナリティ症の人に接する際の原則を守りましょう

舩山さんは、先輩（と言っても2～3年目の人）が情緒的に関わりすぎて見捨てられ不安を誘発したんじゃないかと考察している部分がありますが、おそらくその通りだと思います。

情緒的に関わることが悪いわけじゃないんですが、おそらく「それしんどいね、こうしたらいいよ。やってあげるよ」と言って、Ｎさんに入り込む形で関わりすぎたのではないかと思います。

「支援者としての力強い言葉は、Ｎさんにとっては嬉しさと同時に、期待に応えなければ見捨てられるという不安を誘発したのでは」という考察もその通りかなと思います。

ここで改めて、ボーダーラインパーソナリティ症の人に接する際の3つの原則を説明します。

原則① 本人が主体であるという軸をくずさない。

原則② ルール・目的を決め、構造化する。

原則③ 同じペースや距離で関心を注ぐ。

パーソナリティ症の人の特徴に、「不安定な自己像」があります。私は私、あなたはあなたと思えず、自分と相手が混ざりやすい。そのため、利用者に寄り添おうとするスタッフが、よかれと思って利用者の要求のまま応じたりすると、利用者自身が自分で取り扱える範囲が一気に広がることになります。そうなると、**自分の範囲がより不明確になり、不安定さにつながることがある**のです。

また、支援者によって行う範囲がバラバラだということは、見方を変えると「主体が支援者にある」ということになります。

もう1つ、ボーダーラインパーソナリティ症の人の持つ特徴に、「見捨てられ不安」があります。見捨てられる不安から、帰ろうとすると自傷する、脅すということを起こしたりします。

そうしたときにその人が落ち着くまであれもやる、これもやる、みたいに熱心に関わると、利用者はスタッフを理想化し、期待や要求がふくらみます。けれども現実には、支援者が何をどうしようと、本人の期待する水準には決して達しません。そして、期待に達しないことで本人は怒り、攻撃し、行動化します。**すると、精一杯やったスタッフは消耗し、「これだけやっているのに」と嫌気が差して関わりたくなくなる**。結果的に、利用者はさらに見捨てられ不安が高まるという悪循環に陥るのです。

その点から考えると、こき下ろしの対象になってしまった人の対応は、おそらく原則①「本人が主体であるという軸をくずさない」、原則③「同じペースや距離で関心を注ぎ続ける」がガタガタだったのかなと思うのです。

提案その五

状況 新人スタッフを受け入れる期間が短くなった。

「積み重ねてきたものを活用する」意識を持つと、再現性が高くなる

舩山さんは考察で、Nさんが新人スタッフを受け入れる期間が短くなっている理由を「安心できる関係が……」とあいまいな表現をしています。でも新しいスタッフと関わりを始めるとき、今でもNさんには安心感はないはずですよね。

それでも受け入れられるようになったのは、「あのとき、こうやって乗り越えてきたよね。今回しんどくなったとしても、また乗り越えられるじゃない？　今回は

どれぐらいで受け入れられると思う？」とＮさんと振り返りの会話をしているからではないかと思うのです。

　ですから、ここでは**「これまで積み重ねてきたものを活用できるようになっているから」**と考察しておきたい。そうすれば、**今後も再現できるものになる**じゃないですか。

　実際、新しいスタッフを迎えてほしいときは前もって相談します。「事業所の都合で、何か月以内に新しいスタッフを受け入れてほしいと思っています。でも、受け入れるタイミングはあなたにお任せします。あなたが今、受け入れられるっていうふうに思ったところで教えてください」と。

　そうした伝え方で利用者にタイミングが調整できることを示せば、渋々「同意」するのではなくて、「今なら受け入れられる」「全部納得はしてないけれど、１か月後には受け入れるよ」と、自分のタイミングで「合意」してくれることがあります。**目指すべきは「同意」ではなく「合意」です。**

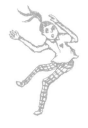

14

特定のスタッフを激しくこき下ろし、休職に追い込んでしまった人

壁15
頻回の電話、引き留め、
中傷でスタッフを追い詰めてしまった人

〈ボーダーラインパーソナリティ症、40代女性／
最終的には、訪問看護側から契約の解除を申し入れて終了〉　　　　　　事例提供：松村麻衣子

　　　小瀬古さんのしくじり体験（壁13）を読んで、私は泣きました。なぜ泣いたのか。それは、私自身が確かに経験したあの葛藤や悔しさがありありと思い出されたからです。長い間、目を背け続けてきたことに、小瀬古さんの経験を通して向き合うことになりました。というわけで、私の心に仕舞い続けてきたケースを1つ、ご紹介します。

1. いくつもの事業所から契約を解除されてきたＯさん

　　　Ｏさんは40代の女性で、小学生の息子と二人暮らしです。気分の不安定さにより周囲の人と安定した対人関係を持つことができないＯさんは、訪問看護師やヘルパーへの攻撃的な言動を繰り返し、これまでいくつもの事業所から契約を解除されてきました。

　　　私はＯさんが通院する病院で看護師として勤務し、患者さんのケアに関する相談を全般的に受ける役割を担っていました。私が今回のケースに関わるようになっ

> **提案その一**

たのは、Ｏさんの対応に悩む<u>訪問看護師から相談を受けた</u>ことがきっかけでした。

2. 相談も地雷も多い

> **提案その二**

　　　Ｏさんは、訪問時にいつも「身体の痛みにどう対処するか」「ママ友からのメールにどう返事したらよいか」など<u>多岐にわたる質問</u>をします。

> **提案その三**

　　　また、会話の中ではいくつかの触れてはならない"地雷"があるそうで、うっかりそれに触れてしまうと、相手を批判したり、時には長時間罵倒するという行動に及んでいたようでした。

　　　それを聞いた私は、「Ｏさんが、強い不安から逃れるために行っているこれらの

164　　　七章　激しさ、不安定さで支援者を翻弄するボーダーラインパーソナリティ症をもつ人たち

行動によって、本来の困りごとを解決するための支援を受けられずにいるのではないか」と考えました。そして私は、主治医と訪問看護師などの支援者チームでＯさんの課題を共有し、協働してその解決に向けた取り組みができるよう支援体制の調整をしました。

　Ｏさんは、この変化に戸惑っていたようですが、その目的を説明すると、受け入れてくれるようになりました。

　そして、少しずつではありましたが、支援者の対応を柔軟に受け入れてくれるようになり、攻撃的な言動は減っていきました。

3. 訪問を終えようとすると引き留め、脅す

提案その四　そのあと私たちは、Ｏさんの課題の１つであった「相談・話題が多く、サービス提供時間を超過したり、時間外に及んだりすること」に取り組む必要があると考えました。そして「私たちがＯさんのお手伝いを続けるために相談したいことがあるのですが」と前置きしつつ、「訪問看護や病院に電話をしたり、スタッフと話をする時間について、ルールを設けさせてほしいんです」と伝えてみました。

　Ｏさんは難色を示していましたが、チームで情報を共有しサポートすることで、少しずつ優先順位をつけて話すことができるようになり、私たちはそれを肯定的にフィードバックしていました。

提案その五　しかし、数週後、Ｏさんは「身体が痛い」「動くことができない」と繰り返し訴えるようになりました。訪問の際にも、終了間際になると「もうダメ、あなたが帰ったあとに私は死ぬかもしれない」と言っては次の訪問先へ向かおうとする看護師を引き留めたりするようになりました。

　私たちは悩みましたが、ここでルールを変えてしまうとＯさんはますます混乱してしまうだろうと考え、再度ルールを明確化し、目的と共に提示することにしました。Ｏさんは「今の状態では到底やっていけない」と拒みましたが、これからの支援を続けるための条件であることを伝えると、しぶしぶ受け入れてくれました。

4. 個人攻撃され、スタッフに限界が来てしまった

　しかし、さらに数週後のこと。訪問看護の事業所がＯさんとの契約を終えることを検討しているという話を耳にしました。聞くと、Ｏさんは訪問の終了時間こそ守ってくれるようになったものの、看護師の容姿や声などさまざまなことにNG

を提示するようになり、これまで訪問していた看護師も限界を迎えてしまったのだと言います。

　契約を終える前に、私は訪問看護スタッフに、Oさんに再度約束事を提示して、様子を見てから判断してはと提案してみましたが、スタッフはとっくに限界を超えていたようで、それは受け入れられませんでした。

　契約の解除を告げられたOさんは激高し、管理者に長時間にわたって罵声を浴びせたそうです。ただ、担当の相談支援員があいだに入り、新たにOさんの訪問に入ってくれそうな事業所を見つけることで最終的には合意に至りました。

5. どうすればよかったのか……答えは見つけられず

　ボーダーラインパーソナリティ症を持つ人には構造的なアプローチが有効であると言われていますが、今回のルール決めはうまく機能しませんでした。Oさんを我慢させると、そのときの課題が別の課題に変化するだけ、という結果になりました。

　Oさんの行動の意味について、共にじっくりと考え、もっと丁寧に共有できていたら、枠組みをうまく活用しながら効果的な支援を続けることができたのかもしれません。

　ただ、あのときの私たちも、それを認識していなかったわけではありません。しかし、当時のOさんはいっぱいいっぱいで、自分の行動に向き合ったり、振り返ったりする余裕はなかったようにも思います。

　ではどうすればよかったのか……というと、残念ながらその答えはまだ見つけられていません。でも、これだから私は、精神看護の沼から抜け出せずにいるのだと思います。修行の道は続きます。

壁15 こんな手もある

進あすか

提案その一

状況 利用者への対応に悩むスタッフから相談を受けた。

🖐 ポジティブな総括をしてリフレーミングしよう

チームが相談に来るときは、「自分たちは失敗している」という前提だと思うのですが、このような状況にあるチームに対して、私であれば**一度違う視点から見たポジティブな認識を伝える**と思います。これをリフレーミングと言います。例えばこのような言い方で。

「彼女が多岐にわたる相談をできる関係性が、あなたたちのあいだにできているんだね。相談できる相手として認識される状況までもっていったんだね。チーム頑張ってるよね。すごいじゃん」と。

もしかしてチームは「いえ、Oさんは初めから相談が多かったんです」と言うかもしれない。そうしたら、「Oさんにはそういうふうに質問して他者を頼る力があるんだねぇ」とコメントします。

スタッフの姿勢が、今は「怖い」「地雷を踏まないようにやり過ごそう」になっているのだけれど、今までの出来事をきちんと意味づけし、肯定的に共有し、「関係を築くところはできているから、よし、もう次のステップに向かおう！」というふうに、次に進むためのサポートをしていきます。

肯定的な言い方をすることで、スタッフは今までのことを受け入れて、次に動くことができるのです。

逆にやらないほうがよいのは、「今までこのように悪かった、問題だった」と総括することです。否定的に言ったところで過去には戻れませんし、逆に動けなくなるだけだからです。

提案その二

　状況 利用者から多岐にわたる質問をされ、時間がなくなる。

「答えを与える」ではなく「一緒に考えていく」に切り換える

　○さんから質問が止まらないような状況が生じたら、私が担当者であればこんなふうに伝えていくと思います。

　「訪問看護は、あなたと一緒に問題を考えていくことはしますけれど、あなたに対して、良い・悪いとか、正解・不正解を伝えるものではないんです。"自分ならこうする"は伝えるかもしれないけれど、それも正解を出しているわけじゃありません。だって人の人生に正解・不正解なんてないですからね」と。

　○さんのように「どうしたらいいですか?」と聞いてくる方に、「聞かれたら答えを与える」という対応を続けると、質問をするという行動が強化されやすくなります。では「一方的に答えを与える」のではなく、これから「一緒に考える」という段階に入るにはどうすればよいのでしょう。

　「一緒に考える」とはどういうことかというと、①今起こっている問題はこれとこれという「分類」をし、②着手していく問題や課題の「優先順位」をつけ、③着手するための「具体的方法」を考えていく、ということです。

　そしてこれまでの訪問看護のあり方を変えていくのですから、私であれば、○さん宅に同行して、チームと○さんに対して、1つ団結式のようなものを入れると思います。**「私たちはもう協働していけるだけの関係が築けていると思うので、次のステップに入りますよ、○さん準備はいい?」**と。

提案その三

　状況 "地雷"に触れると長時間罵倒される。

"地雷"は単に本人の傾向にすぎない。むしろ積極的に取り扱うべき

　○さんの事例のもう1つのポイントは「地雷」ですね。

　「地雷に触れちゃいけない」とスタッフたちは思っているのですが、私は「触れてもいい」というか、むしろ積極的に取り扱うべきだと思います。

なぜかというと、「地雷」というのは単に本人の「傾向」にすぎないからです。その傾向が、ご本人に苦悩を引き寄せている場合が多いからです。

「地雷」とネーミングすると、「踏んじゃダメ！」とネガティブになりますが、例えば「NGワード」のように言葉を変えたらどうでしょう。単にOさんにとって「この言葉は受け入れられない、感情的になる言葉」とするのです。

こういうふうに、**「利用者さんが受け入れやすい言葉、活用しやすい言葉に変える」**というのも1つの技術です。この技術を身に付けると全然違ってくるんですよ。

Oさんがこれまでいくつもの事業所から契約を解除されてきたということは、何度もキレて相手を罵倒して人間関係を破綻させてきたのだと思うんです。今後、子どもの学校の先生など、キレたら困る人に対してもキレてしまうかもしれず、そういうことをどうにかしたいとスタッフたちは思っているのですよね。Oさんも、「相手が悪い」と言うけれど、本心では、繰り返して不利益を被るこの現実をどうにかしたいと感じているはずです。だから、そういうNGワードを取り扱わないのではなく、取り扱っていく必要があるんですね。

✋ NGワードを共有する。もしNGワードに触れたら、いったん距離を置く

具体的にはどうするか。

私だったらまず、NGワードを踏んでいない、通常の訪問のときに、「私たち、ここまでOさんと付き合ってきて、事業所として見えたものがあるんです」と伝えます。

「普段のOさんはこんなふうに穏やかに過ごしている人なんだけれど、OさんにはNGワード、言われると感情がコントロールできなくなる言葉があるんだなぁってわかったんです。だから、このNGワードを事前にまとめておいて、相手に伝えて、"この言葉を使わないでね"と言っておくことができれば、今までみたいにワ〜っとなって関係を切るってことにならなくて済むんじゃないかと私たちは思ってるんだけど、どうかな？ そして私たちも、**NGワードをもちろん使わないようにするために、わかってるNGワード"は書き出していこう、"見える化"しよう**」と誘うんです。

しかし、わかっていないNGワードはこれからも使うかもしれませんよね。で

すのでその時にどうするかということも伝えておきます。例えばこんなふうに。

「Oさん、でもわからないNGワードは、私たち、今後ももしかしたら使うかもしれない。そのときは感情が高ぶるでしょう？　高ぶったときにやりとりするのはお互いにとってエネルギーが無駄。Oさんも、イライラしたあとだと子どもとの生活にも影響するでしょう？」って。

おそらくNGワードを踏んで、ワ〜っと相手を罵倒して、そういうイライラの状態で訪問看護が帰ったあとは、小学生の息子との生活に支障を来していると思うんです。この「感情が揺れたあとは、子どもとの生活にも影響してたよね？」というのもOさんと共有するんです。

その共有をした上で、「**今後、NGワードに触れて感情が高ぶったときには、物理的に距離を置く。いったん訪問看護師は帰る**、ということにしようと思うんだけど、どう思う？」って聞くんです。

「で、そうなったら、次の訪問のときは、当事者だけじゃなくて、**第三者も入れた3人**で、あの言葉をどういうふうに解釈したのか、認識をしたのかのすり合わせをしたらどうかと思うんだ」と。

つまり、爆発したら確かにエネルギー使うし、そのあととOさんが息子に当たったり、家事ができなかったり、生活に支障を来していたという事実を共有しておくということです。

このように、「Oさんの感情が揺れる」ことと「出来事」との関連を明らかにし、整理することを「**構造化**」と言います。

Oさんとしてはたぶん、「子どもとの生活は大事です」って言っているはずなんです（母として、「子どもとの生活は大事じゃない」って言う人は少ないですから）。だから母としての役割を全うできる状態をちゃんとサポートしていく、という体で、先にこの取り決めをしておくと、NGワードを踏んで激昂したときに、「Oさん、前にもお伝えしたと思うんだけど、こういう状態なので、今日は1回帰るね。次の訪問は2人で来るから」と言え、動くことができるんです。

みのりであれば、これを看護計画に書き込んでおくんですよ。「NGワードで感情がコントロールできなかったときは、そのあとの生活のために、いったん物理的な距離を取る」と。

次に訪問したら、複数名でNGワードを見ながら話し合う

次の訪問では第三者（管理職であったり、地雷を踏んでいない客観的に入れる他のスタッフ）を入れた複数名での訪問にして、**看護師と利用者が、共にNGワードのリストを眺める形（三角の形）**を作り、どの言葉がNGワードで、どういう気持ちになるのか、そして代わりにどういう言葉ならばOKなのかを話し合います。

OKな言葉を相手に聞くということは、その人の今までの積み重ねの中の見えない実績、つまり「これだったらやり過ごせた」とか、「こういう言葉かけなら大丈夫だった」という、ご本人が好ましいと思う経験を言語化して活用していくということです。そしてご本人から「こういうふうに言ってくれたら大丈夫」という案が出てきたら、一字一句看護記録に書いて、「わかった。じゃあこれからはこれでやっていこうね」と決めるのです。

そのときさらにこのように伝えます。「これらの言葉はあなたが自分で考えて作ったものだから、これからこの言葉でどういう感情になるか、観察してみてね。もしあとになってやっぱり違うと思ったら、そのときは一緒に考えたいから、いきなり怒るんじゃなくて、言葉で言ってね」

そう伝えることによって、**利用者さんと私たちとは協働関係であること**を伝えることになります。

NGワードが多くなったらその共通項を見つける

また、NGワードがあまりにも増えて、「これもダメ、あれもダメ」みたいになったら、それは、言葉が悪いんじゃなくて、NGワードからOさんが何かを感じ取って反応しているということなので、そこを話し合います。

「Oさん、NGワードが100個とか、こんなの覚えられないから、自分が"どういうメッセージを受けるのが嫌なのか"っていうところをちょっとまとめようよ」と誘って、リストを見ながら「なんでこの言葉はダメなの？」と聞けば、Oさんなりの理由、「この言葉はこういうことをイメージさせるからダメなの」「自分ができていないって否定されてるような感じがするから嫌なの」などという思いが出てき

て、何か共通項が見えてくるはずなんですよ。

そのためには、先にNGワードを「見える化」して一緒に眺める必要がある。そうしないと、「これとこれ、つながってるの？」とかを聞けないじゃないですか。

🖐 目標は、利用者が「こういうふうに感じるから嫌だ」と言えること

次のステップは、Oさんが対話の中で「そんなことを言われたら、私は○○のように感じるから嫌だって言ってるでしょ」と言葉で言えるようになることです。

Oさんがそんなふうに言えるようになれば、スタッフも「そんなつもりで言ったんじゃないんだけど、どうしてそう感じたの？」と応じることができます。

Oさんがそう感じた理由を言えたら、スタッフは「会話はズレることもあるし、意図したのとは違って伝わることもある。さっき私は、そんなつもりで言ったんじゃないんだけど、どうしてそう捉えたのか教えてくれる？」と聞いて、Oさんと言葉のキャッチボールができます。このように、たとえ怒っていても対話ができるようになるのが目標だと思います。

結局のところ、**自分の思考のクセを知り、感情や反応を自分で取り扱っていかないといけない**のです。今までそこに触れずにきたために、Oさんは「他者が言った何気ないひと言で自分を否定されたように感じる」ことを繰り返してきました。でもNGワードを「見える化」していけば、Oさんも「なぜ私はこの言葉が嫌なんだろう」と考えたり、「確かにこれとこれには共通点があるな」とわかったりして、自分を理解できるようになっていくのです。

提案その四

状況 相談・話題が多くてサービス提供時間がいつも超過する。

🖐 仕切り直しの際に管理者が言うべきこと

看護師を引き留め長時間になるにはご本人に何らかの背景があるはずなので、対話の姿勢は継続します。ただ、そのことと、設定を超えてだらだらと長く居続けるのは違うことなので、仕切り直しが必要です。

仕切り直しをする際には、管理者は、「今までそういう誤解をさせる行動をこち

らのスタッフがしていたのはお詫びします」と言って謝らなければいけません。「でも本来の形に戻さないと、ちょっと事業所としてケアを継続することができない」ことも伝えます。「今までやってきたスタッフたちにはきちんと厳重注意をしております。誤解させるような行動を継続してしまって申し訳なかったです」と言って、仕切り直すと思います。

　そしてスタッフたちには、事業所でこのように言います。

　「Oさんと一緒に話し合い、訪問看護の時間を○分までと決めたので、自分の判断で時間を延ばすのはやめましょう。訪問開始時に"本日は○時までの訪問となります。終了の15分前にはお声がけしますので、よろしくお願いします"と伝え、話を閉じやすいように伴走していくことが大切です。そして時間になったら、"予定の時間となりましたので、ここで終了とさせていただきますね"と伝えます。もしOさんがもう少し話す時間が必要だと感じているようであれば、**"次回から、設定時間内で何ができるか、時間の使い方を一緒に考え工夫していきましょう。必要**とあればその週の訪問回数を一時的に増やすこともできるので、それも一緒に考えていきましょう"と伝えます。そのようにして、Oさんが安心して訪問看護を活用できるようにしていきましょう」。

　このように伝えても、決めた時間設定を毎回超えてしまうスタッフがいた場合、それは単に時間を守れないのではなく、利用者との間で何かが生じている可能性が高いので、管理者は引き続きそれをスタッフと共に整理し、明確にしていくことが必要です。そうすることがスタッフの安心にもつながります。

提案その五

　状況　しんどさを訴えて、再び看護師を引き留めるようになった。

🖐「しんどい」と言っている利用者の声をちゃんと認め、話題にすることが必要です

　Oさんが少しずつ優先順位をつけて話せるようになり、肯定的にフィードバックしていたが、数週間経ったら「もうダメ、あなたが帰ったあとに私は死ぬかもしれない」と言っては「次の訪問先へ向かおうとする看護師を引き留めたりするように」なった。それはなぜでしょう。

　パーソナリティ症の人は、押して動くと思ったら、ぎゅうぎゅう押してくるじゃ

ないですか。でも動かないとわかったら、動かないんだな、と理解する。だからここで、以前のようにいつまでも話を聞く形に戻さなかったのはよかったんです。

ただ、これを読んで私は、**Oさんが頑張りすぎていた**んだなと思いました。

外部から松村さんが入って健康的な部分に働きかけていったから、Oさんは戸惑いながら、渋々ながらも受け入れて、揚げ足をとったりもせずに頑張って向き合って行動するっていうことを継続していたんですよね。

こういうすごく頑張っているときに、「これでもできている」「あれもできている」「こういうことができるようになりましたね」と肯定的にフィードバックをされ続けると、利用者さんに何が生じるかというと、**「私はこんなに頑張ってやってるのよ。そんなにすぐにできてるわけじゃないのよ」という心理**なんです。

これが、小瀬古さんの壁13と共通しているところです。壁13も、よくなってきたタイミングで小瀬古さんが次のステップへ進もうとしたときに調子が悪くなっていきましたよね。

よく、「できていること、健康的な部分に焦点を当てましょう」と言うので、スタッフはそれをやるんですが、そうすると利用者さんは「いや、こんなにしんどくて、あんなにしんどくて」ってグチを言いたくなるんです。するとそういうグチを言われたスタッフは、「でも、こういうことできてるよね」って"でも"という言葉をくっ付けて話をしがち。

そうフィードバックされると、自分の中にかかえている**モヤモヤの感情が一度も取り扱われない**から、しんどくなると思いません？

だから、できれば肯定的にフィードバックするところにプラスアルファで、**「Oさんなりにメッチャしんどい中で頑張っているんだよね」ということを言語化して評価して共有する**とよかったと思うんです。

「Oさんが頑張ってるけど、どこで息抜きしてるのか」とか、「どこで感情を整理してるのか」とか、感情がありながらもコントロールして頑張っているその過程を一緒に丁寧に見ていくことをしたら、よりよかったと思うんです。そうすると、「そうなの。ホントに大変で」とOさんは言える。

心にはキャパがあるんですね。モヤモヤした感情があると、「よし、こうやって考えよう」とも思えないし、次の行動にも移れないんです。自分の中にあるモヤモヤに言葉をつけて「しんどい」としゃべることで、すき間がポコッと空くんですね。そのすき間が空いたところに、次どうやっていこうかとか、自分頑張れている

なぁっていうポジティブが入っていくんです。

　だからネガティブなところを取り扱わずに、どれだけポジティブを入れようとしても入らないんですよね。「しんどいんだぁ」とか、「私はしんどいながらもこう頑張ってるんだぁ」とか、心の中を言語化して取り扱って共有することで、すき間を空ける。すき間を空けたあとで、ポジティブを入れていく。その行動をしたらよかったのではとも思いました。

あとがきに代えて

皆さんのしくじり体験を読んで、今思うこと

執筆協力者代表：進あすか

利用者さんにとってはどういう体験だったのだろう

　精神科訪問看護師たちの、忘れられないしくじり体験を集めたこの本はいかがでしたか。

　ここに書いてくれた看護師たちにとっては、後悔の残るしくじり体験だったかもしれませんが、利用者さんの人生の中で、例えばあの看護師と離れたのがもったいなかったなと思い返したり、その看護師とのやりとりを思い出すことがあるならば、それはしくじりではないと私は思うんです。

　多くの人といろいろなやりとりがある中で、ある看護師だけがすごく記憶に残っているということは、その人の人生にとって何かしらのインパクトがあったということですよね。そういうインパクトを残すこと自体が、人間同士の関わりとして重要な出会いだったんじゃないでしょうか。「何か言われてたなぁ」「一生懸命やってくれたなぁ」。それだけで十分だし、それしかないと思うんです、私たちにできることは。

　ただ、看護師の側が折れない心を持つことは必要だと思います。それはカチカチに強くなれというのではなくて、しなやかになれということです。

　他人のあり方、価値観をいったんは受け止めるしなやかさを持つこと、それが大切かなと思います。例えば、この利用者の発するものは、形は「人の悪口」だけれども、こういうコミュニケーションの仕方をする人であって、それがこの人がなんらかの過去の経験から学習した会話のパターンなんだと受け止めてみる、といったことです。

利用者が亡くなることをどう考えればよいのか

　本書には利用者が亡くなるケースが出てきます。これらは、その人の価値観、生き方との関連で、どう考えるかが非常に難しいテーマです。

　私も過去に1人、統合失調症で腎臓が悪かった人が、入院し続けるか退院するかという場面で、「退院して好き勝手やると死にます」と言われていても退院を選び、

亡くなりました。その人がどこまで病気で本当に死ぬというのをわかっていたか、この経過で本当に良かったのかと言われると、今でもわからないです。

でも、もし自分が癌になり、積極的に治療するか、治療せずにホスピスに行くか、どちらかを選択したとしても、それが本当に良かったのかなんて、誰にも、自分自身にもたぶんわからない。これについては正解があると思うほうが、ちょっとおかしいのではないか、と思います。

例えばわかりやすく感謝の言葉を述べまくって、喜んで心清らかに天使のような顔で亡くなった、であれば「これで正解だったんだ」とわかりやすいかもしれませんが、そんなことなんてありませんから。

自分の選択が本当に正しかったのかどうかなんて誰にもわからない。ご家族も医療者も最後まで悩んだりするのが、死に向き合うということなのだろうと思います。

本書にある、アルコール依存症で、臓器が機能しなくなり亡くなった事例などは特に判断が難しいです。そういうケースに関わるときは、ずっと悩みつつも、看護師1人でかかえ込まず、他の医療者の目も入れながら丁寧に見ていこうという姿勢を保つしかないと思います。

振り返りをすること、悔しさを次につなげること

患者さんが亡くなったとして、そのすべてを自分たちのせいだ、自分がしくじったせいだと考えてしまうと、看護師は続けられなくなってしまいます。怖くてもう訪問に行けません。

人が亡くなると、その過程において、自分たちやり残したことなかったか、足りなかったことはなかったかと振り返りますよね。悔しさや後悔があれば、次の場面では絶対やり残しがないようにしようと思います。そういう積み重ねが命を救う技術として身に付いていく。だから振り返り、次につなげることが大事なのだと思います。

何かあっても振り返り、アセスメントし、焦らずに対応すればいい

本書ではボーダーラインパーソナリティ症の利用者の事例が複数挙がっていましたが、やはりどんなにベテランになっても彼らとの関わりには苦戦する傾向はあり

ます。

　みのりでも、例えば２年間訪問看護に行っていて、すごく良い関係でやってきたのに、急に「パワハラを受けた」と警察に通報されたり、ということはあります。こういうイレギュラーなことがあったとき、それを「失敗・しくじり」と捉えるのかどうか。

　私であれば、まずその前段階を振り返ります。どこでつまずいたか、どのひと言が引っかかって利用者は警察に通報したのか。警察に駆け込まないといけないほど何があったのかを振り返る。「事実としてパワハラがあったのか」、それとも「その人が症状に振り回されて言っているのか」をアセスメントすればいいだけの話です。

　だから警察に通報されたことが悪いとは思わないです。こういうことはみのりではたくさん経験しています。もちろん驚きますが、正直に調査に協力したらいいと思います。

　利用者さんから起こされた、何かしら自分たちにとって不具合なことを、しくじりと感じる必要はありません。そこに利用者さんの症状や症状特性が関連していることが多いのですから。そういう特性があるから、利用者さんは生きづらさがあるのだな、というふうに考えます。

　新規のステーションや、まだ経験が浅い脆弱なステーションは、初期にそういうことが起きたら落ち込むし、混乱するし、焦るとは思いますが、私たちにはそういうことがありすぎて、まったくやらかしたとは思わなくなっています。

　調査にきちんと協力したり、問い合わせの電話に出て自分が何者であると証明することで、大ごとにはならないという経験をすると、焦らなくなります。

　結論として言いたいのは、そういう出来事はしくじりではなく、関わる全員にとっての「トライ＆エラー」のプロセスである、ということ。その先が見えていれば何が起きても動じなくなります。

　例えば相手が怒ったとしたら、「"怒る"という反応が引き出されたということは、何をこの人は感じ取ったんだろう」と、その反応自体をアセスメントしていけばいいと思うようになるからです。そうすると、怒られようが、怒鳴られようが、ダメ出しされようが、それは次に進むための新しい気づきになっていくのですよね。

なお、本書を読んでいくと、違う事例においても同じ提案が何度か出てくることに気づかれると思います。例えば「Ｉメッセージで言おう」とか「その人のやっていることをポジティブに捉えて言葉にし、相手からYesを引き出そう」など。頻出する策はそれだけ重要、かつ皆さんに使ってもらいたい技だというふうに思っていただければと思います。

ここで一緒に経験する積み重ねがいつかその人の何かにつながる、と信じて

「瞬間瞬間、ちゃんと展開する」ということを心がけていた。環境、生活、時間を見て、本人の思いをちゃんと聞いていた。それでもうまくいかなかった……。

それを「しくじり」と思うかどうかというのは、こちらの気持ちだけのことだと思います。すごくグラグラ揺れますが、それが大事なんです。真摯に向き合っているからこそ揺れるんです。「やってしまった」と思ってもいいじゃないですか。超熱心に関わっているんですよ。それだけで十分なんですよ。

もしかして、自分がしくじったと思っていても、その利用者は、次のその次の支援者の前で回復している可能性もある。だからここで一緒に経験する積み重ねが、いつかその人の何かにつながると信じていく、ってことだと思うんです。

執筆者・執筆協力者一覧
＊事例掲載順

壁（事例）提供

坂本岳之　メディカルBECS代表（看護師）
➡「壁1」「壁6」

小瀬古伸幸　訪問看護ステーションみのり・取締役副社長［広報戦略担当］（看護師）
➡「壁2」「壁3」「壁8」「壁9」「壁10」「壁12」「壁13」

木下将太郎　訪問看護ステーションみのり・取締役副社長［人材戦略担当］（看護師）
➡「壁4」「壁5」「壁11」

崔明玉　訪問看護ステーションみのり・スタッフ（看護師）
➡「壁7」

舩山晃平　訪問看護ステーションみのり・スタッフ（作業療法士、公認心理師）
➡「壁14」

松村麻衣子　大阪信愛学院大学看護学部・助教／精神看護専門看護師
➡「壁15」

「こんな手もある」提供

進あすか：訪問看護ステーションみのり・代表取締役社長（看護師）
➡「壁1」「壁4」「壁5」「壁6」「壁7」「壁11」「壁14」「壁15」

小瀬古伸幸　訪問看護ステーションみのり・取締役副社長［広報戦略担当］（看護師）
➡「壁2」「壁3」「壁8」「壁9」「壁10」「壁12」「壁13」

イラスト
アサイレイコ
＊カバーと帯の「力士」以外、すべてを担当

装幀・本文デザイン
高見清史（view from above）